Marche

et course de fond

Pr Klaus Bös
En collaboration avec Sylvie Hinderberger
et Susanne Tittlbach

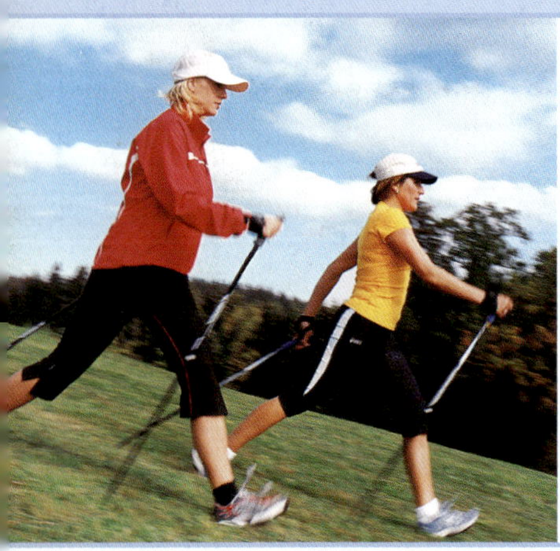

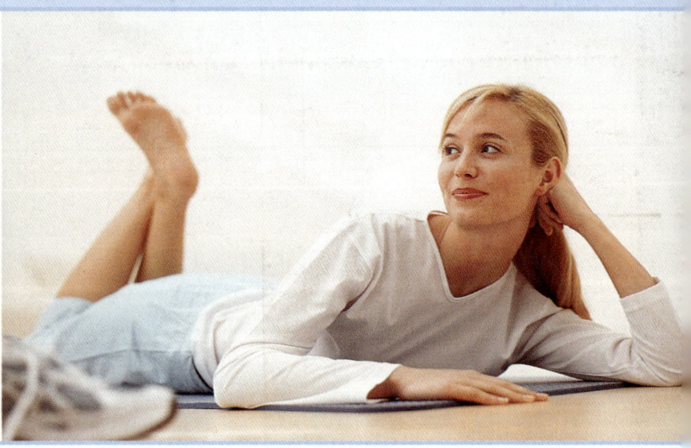

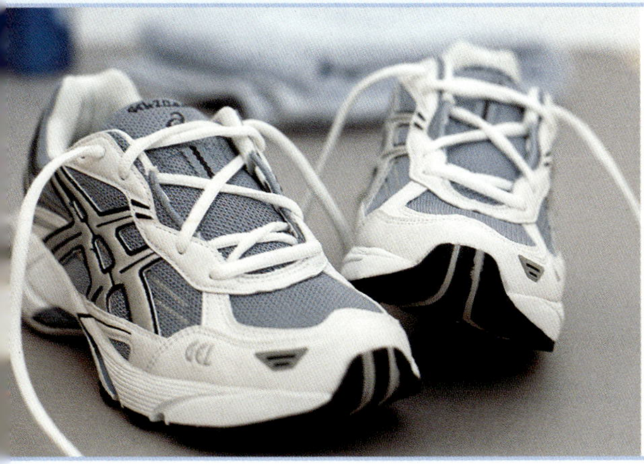

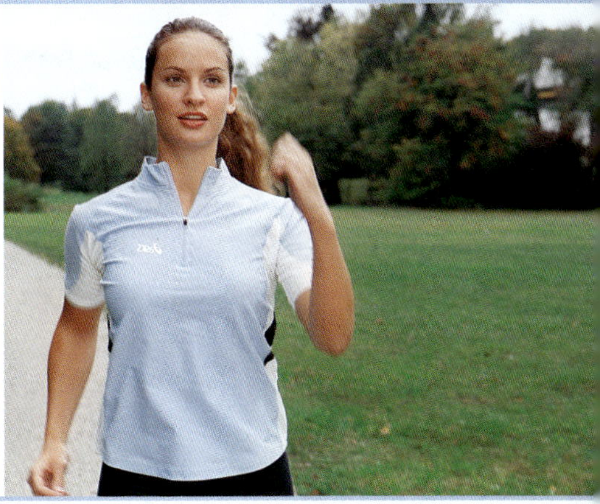

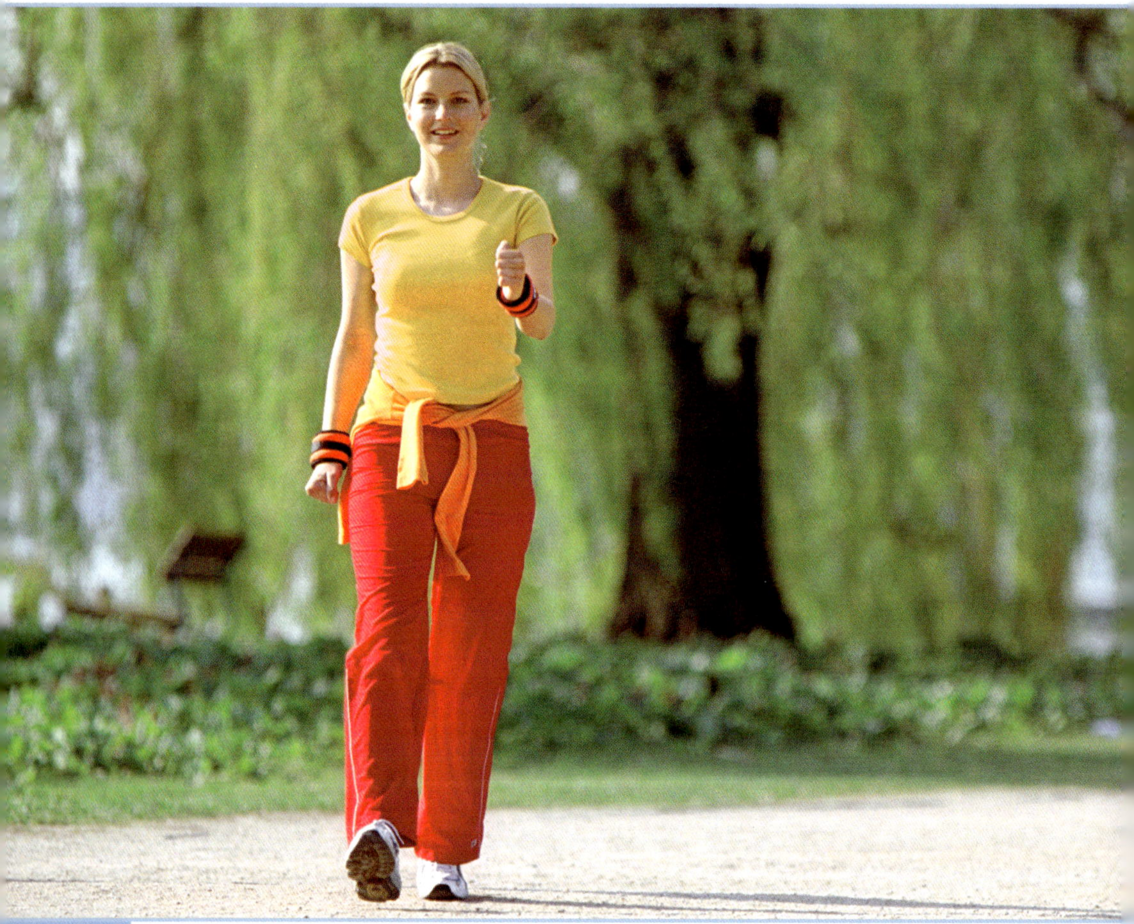

L'AUTEUR

Le Professeur Klaus Bös, qui enseigne les sciences du sport, dirige l'Institut de Sport et de Sciences du Sport de l'université de Karlsruhe en Allemagne. Il effectue des recherches sur les liens entre le sport et la santé ainsi que sur le développement du sport. Dans ce cadre, il consacre une large part de ses travaux à la marche rapide, qu'il fut l'un des premiers à introduire Outre-Rhin dans les années 1990, fondant l'association allemande de marche rapide (www.walking.de) dont il est le président. Le Pr Bös a par ailleurs publié de nombreux articles et ouvrages spécialisés sur le thème de la marche rapide et des autres sports de remise en forme. Il est enfin conseiller scientifique auprès de l'association allemande de gymnastique et de l'association allemande d'athlétisme.

Avant-propos

On voit aujourd'hui des marcheurs partout : dans les parcs, dans la rue, seuls ou en groupes. Sur les millions d'individus qui pratiquent ce sport, une partie marche dans le cadre de rencontres organisées par des associations ou des clubs de gymnastique, mais la plupart le font de leur propre initiative. La marche rapide trouve ses racines à la fois aux États-Unis et dans la longue tradition allemande des randonnées sportives. Ainsi, la marche nordique, qui se pratique avec des bâtons spéciaux, est depuis longtemps le pendant estival du ski de fond en Scandinavie. Je m'attache pour ma part à faire connaître ces activités en Allemagne depuis quinze ans, et j'ai le plaisir de constater que la marche tant rapide que nordique s'est popularisée au cours des dix dernières années, et ce pour de bonnes raisons.

En effet, cette activité douce convient pratiquement à tous, que l'on soit prédisposé pour le sport ou non. Contrairement à la course, la marche ne comporte aucune phase de suspension ou « envol », de sorte qu'elle préserve les articulations et s'avère tout particulièrement adaptée aux débutants, ainsi qu'aux personnes âgées ou en surpoids. Je conseille toutefois également la marche aux adeptes du fitness et aux sportifs très entraînés, car certaines variantes comme le Power Walking ou la marche nordique sont assez intensives pour qu'ils y trouvent leur compte.

Pour la science du sport, cette activité est une « marche sportive pratiquée à une vitesse comprise entre 6,5 et 8,5 km à l'heure, avec un rythme cardiaque de 120 à 140 pulsations par minute, et destinée à améliorer l'état général de l'individu ». Comme la marche rapide est très proche des mouvements que l'homme fait naturellement, elle est facile à apprendre et bonne pour la santé. Elle aide en outre ses adeptes à se rapprocher de la silhouette de leurs rêves et à améliorer leur forme physique. Que demander de plus ? Et vous, qu'attendez-vous pour démarrer au plus vite votre programme de marche rapide ? Ce guide vous donne toutes sortes de conseils en ce qui concerne la technique et l'équipement et vous aide à vous concocter un entraînement adapté à vos besoins. À bon entendeur !

Pr Klaus Bös

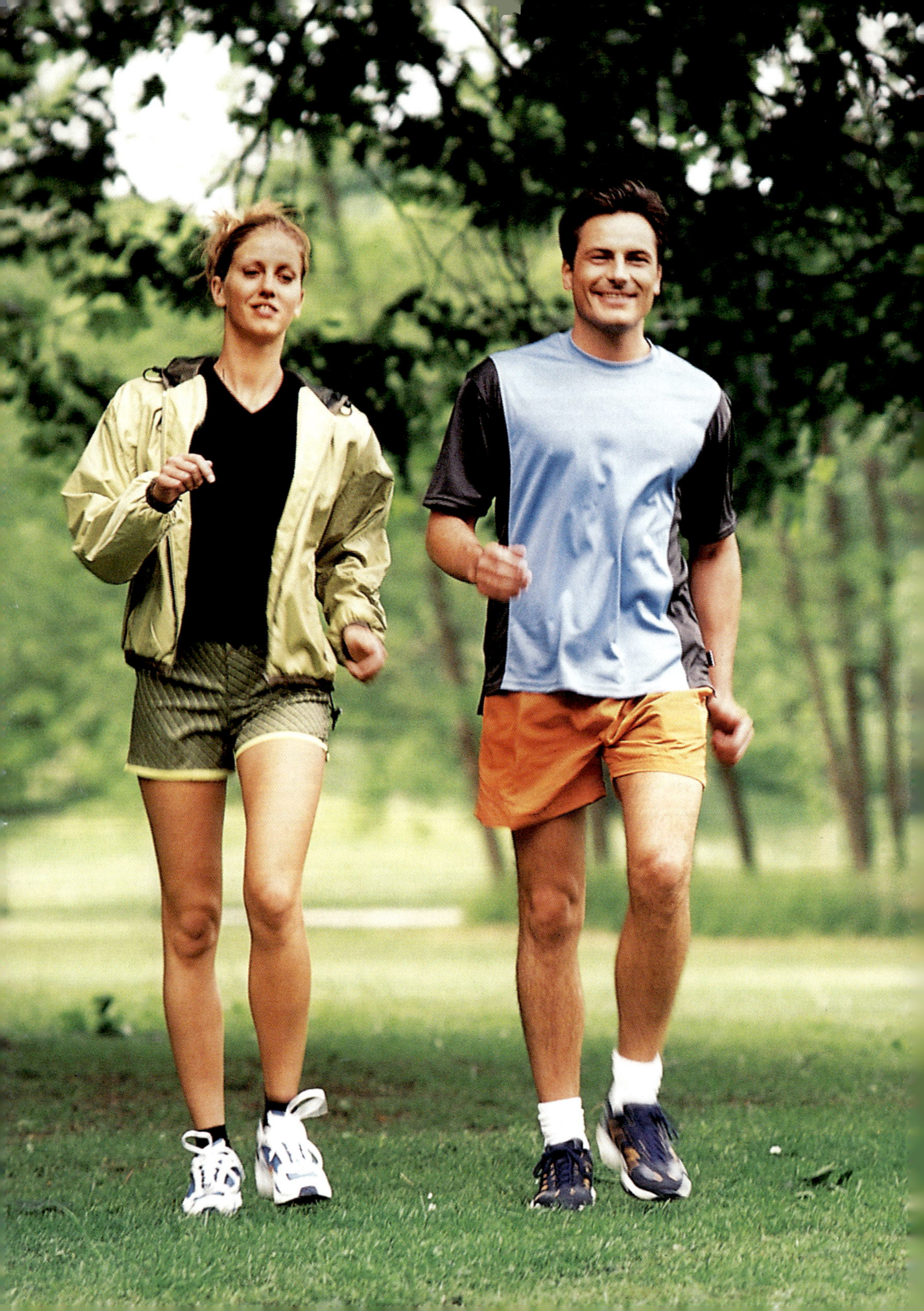

En bonne santé, mince et détendu

Vous voulez être en forme et en bonne santé, et quant à faire en profiter pour perdre quelques kilos ? Laissez tomber toute velléité de vous lancer dans un sport qui vous fera suer sang et eau, et optez plutôt pour la marche rapide. Avec cette pratique douce, en effet, vous serez rapidement au sommet de la forme. Que vous soyez vieux ou jeune, gros ou mince, débutant ou sportif confirmé, la marche rapide est faite pour vous !

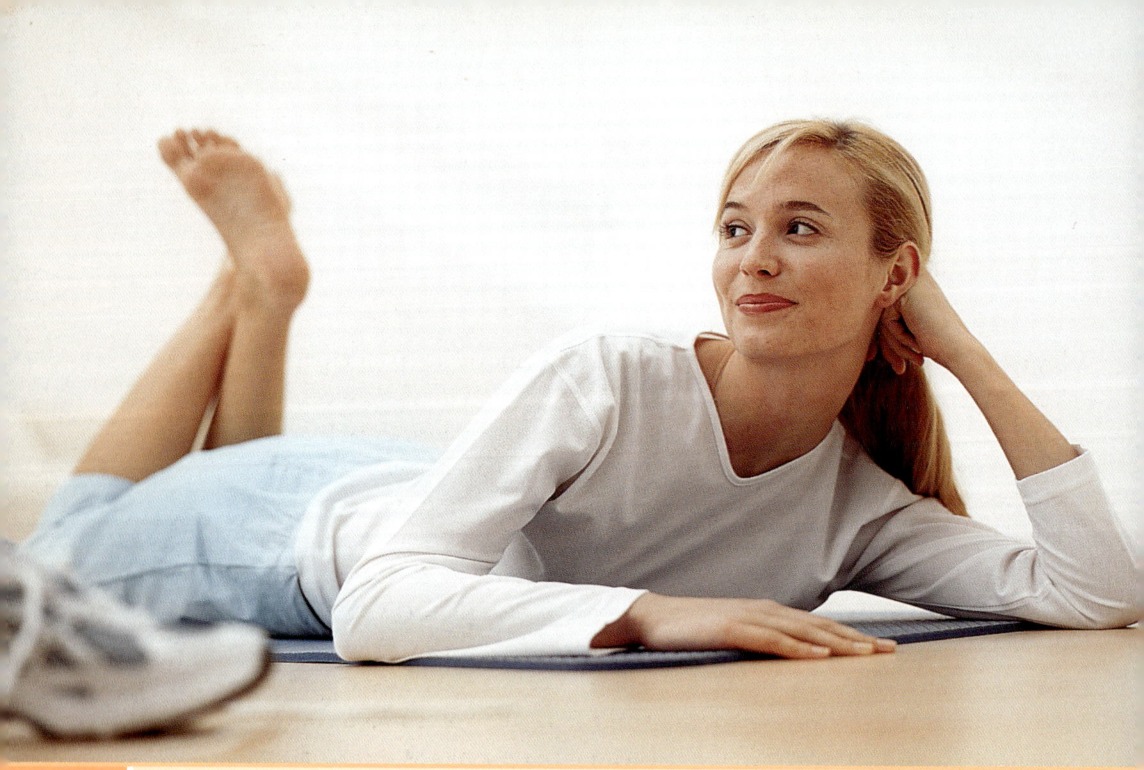

Marcher pour être en forme

La marche rapide est en plein boom, et à juste titre. Il ne s'agit pas d'une simple promenade dans la nature, mais, comme son nom l'indique, d'une marche effectuée d'un bon pas, en balançant en rythme les bras fléchis et en déroulant le pied du talon à la pointe en repoussant bien le sol. Lorsqu'on applique la bonne technique, la marche rapide est un sport complet : les foulées rapides, mais pas trop longues, et le travail intensif des articulations du pied renforcent les jambes et les fessiers, tandis que l'implication des bras muscle le dos, les épaules et les bras. Contrairement à la marche athlétique, également appelée marche de compétition, qui passe par des rotations extrêmes de la hanche, la marche rapide ne met pas l'accent sur la vitesse et les performances, mais sur le plaisir, la forme et la santé.

De bonnes raisons pour pratiquer la marche rapide

Il y a cent ans à peine, les hommes parcouraient en moyenne 20 kilomètres à pied par jour pour vaquer à leurs occupations. Aujourd'hui, seulement dix pour cent de la population exercent un métier physique. Ainsi, alors que nos ancêtres brûlaient souvent plus de calories qu'ils ne pouvaient en absorber, le bilan énergétique de l'homme moderne est tout à fait inverse.
Toutefois, si notre activité professionnelle est de moins en moins exigeante sur le plan physique, nous sommes de plus en plus sollicités sur le plan intellectuel et mental. La moitié des actifs sont stressés et irritables, souffrent de déséquilibres psychiques et de troubles du sommeil, et ils se plaignent de ne pas bouger assez. La marche rapide s'avère l'un des meilleurs moyens de lutter contre ces maux de notre civilisation, car en pratiquant ce sport on prend non seulement soin de sa forme et de sa santé, mais on apprend aussi à mieux lutter contre le stress. Résultat : on ressent un bien-être général.

En forme grâce à la marche rapide

Lorsqu'on est en forme, on respire lentement et profondément, et on est rarement essoufflé. En revanche, lorsqu'on manque d'entraînement, nos muscles se fatiguent tout de suite si nous devons fournir un effort physique intense, car notre organisme ne leur apporte pas assez d'oxygène. Si on doit courir pour attraper l'autobus le matin par exemple, on respire trop vite et trop superficiellement, de sorte qu'au lieu de se répandre dans l'organisme, a fortiori dans les muscles, l'oxygène inspiré est rejeté sans avoir été consommé. On est alors à bout de souffle et on se sent complètement à plat.
Rassurez-vous, la marche va vous redonner la pêche ! Grâce à ce sport, en effet, vous allez non seulement travailler votre respiration, de sorte que vous vous essoufflerez moins dans la vie quotidienne, mais vous allez aussi retrouver la forme et voir votre silhouette s'affiner (encore plus !).

En bonne santé grâce à la marche rapide

Le sport est-il la condition indispensable pour vivre longtemps et en bonne santé ? Si ce débat continue de faire rage, il est cependant incontestable que l'activité physique améliore considérablement l'état général des individus. Une étude sur le long terme a montré que le risque d'infarctus diminuait de 25 % environ lorsque l'on brûlait 800 à 1 000 calories de plus chaque semaine en se livrant à une activité physique ou sportive. Pour ce faire, il suffit de consacrer seulement deux heures hebdomadaires à la pratique d'un sport d'endurance modéré. Le manque de temps reste toutefois l'argument de prédilection des individus qui ne font pas d'exercice. Or, le sport peut jouer le rôle d'une activité tampon lorsqu'il faut justement jongler entre travail, famille et couple. Des recherches ont d'ailleurs prouvé qu'il contribuait à mieux supporter les contraintes de la vie quotidienne. Ainsi, l'état général des sportifs est-il nettement meilleur que celui des individus qui ne font pas d'activité physique. De plus, si le stress au travail n'a aucune répercussion négative sur la santé des premiers, les médecins constatent que les seconds sont moins armés face aux mêmes soucis professionnels.

INFO

LES ATOUTS DE LA MARCHE RAPIDE

- Un rythme cardiovasculaire beaucoup plus stable
- Un métabolisme beaucoup plus équilibré
- Un appareil moteur et des appuis plus performants
- Un système immunitaire renforcé
- Un meilleur état psychologique
- Une conscience de soi renforcée
- Une jeunesse et une mobilité préservées
- Une ligne conservée (voire retrouvée !)
- Moins de stress

Les femmes et la marche rapide

La marche rapide présente des atouts supplémentaires pour les femmes. Tout d'abord, cette activité les protège un peu de l'ostéoporose. En effet, la pratique régulière de la marche prolonge l'équilibre entre formation et dégénérescence osseuse, ce qui stabilise le squelette, tandis que les tractions et pressions exercées en douceur améliorent l'approvisionnement des os en minéraux. Par ailleurs, la marche rapide sollicite particulièrement les muscles des jambes et des fessiers, ce qui est efficace contre la cellulite. La pratique de ce sport raffermit les tissus conjonctifs, ce qui atténue la terrible peau d'orange, voire la fait disparaître tout à fait. De plus, il n'y a aucune contre-indication à la pratique de la marche

rapide pendant les règles. Aujourd'hui, très rares sont d'ailleurs les femmes qui pensent devoir s'économiser pendant cette période du cycle au cours de laquelle le corps féminin est souvent particulièrement performant.
Mais près de 80 % des femmes sont affectées tous les mois par le syndrome prémenstruel (PMS), et souffrent par exemple de tensions dans la poitrine, de douleurs dans le bas-ventre, de maux de tête, de migraines ou d'une irritabilité générale. Certes, les spécialistes expliquent en premier lieu ces symptômes physiques et psychologiques par des fluctuations des taux hormonaux au cours du cycle, et par le déséquilibre de certains neurotransmetteurs (messagers cérébraux). Il semblerait toutefois que des facteurs individuels comme une mauvaise alimentation, le stress et une mauvaise forme physique contribuent aussi à ces malaises. La pratique d'un sport d'endurance doux, comme la marche rapide, peut alors les atténuer. Quoi qu'il en soit, la sécrétion d'hormones provoquée par l'exercice physique présente au moins l'avantage d'améliorer l'humeur.

Pour un grand nombre de femmes, il est plus motivant de pratiquer la marche rapide à plusieurs.

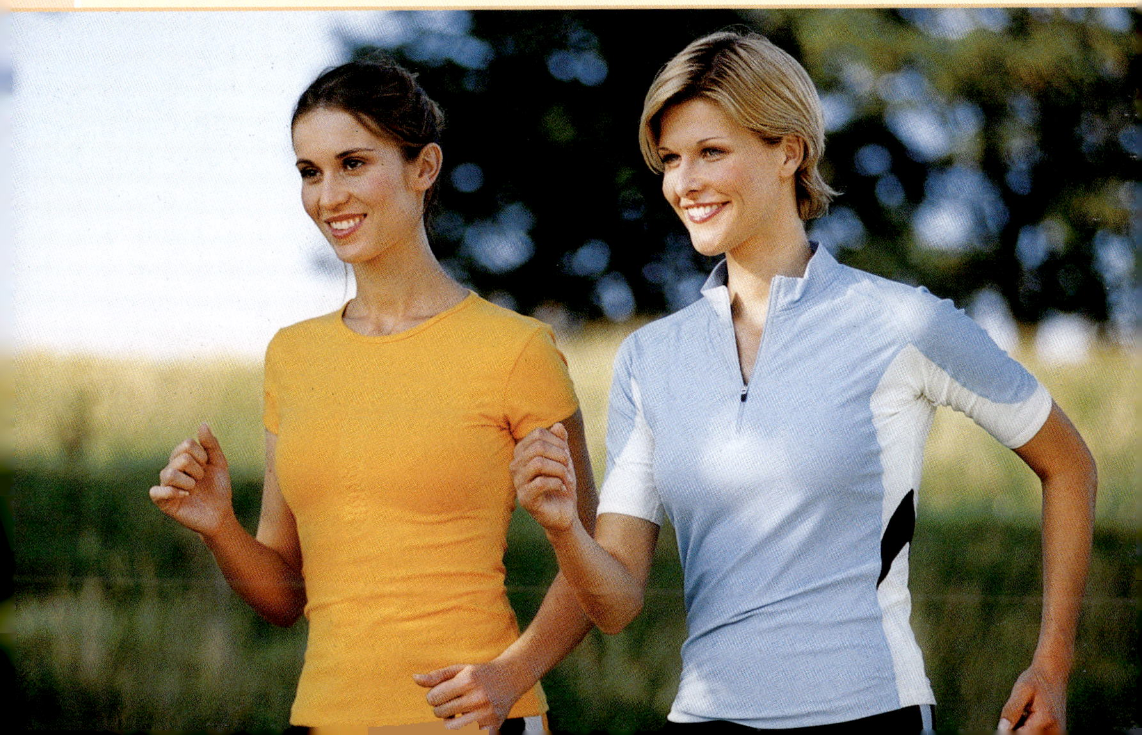

Marche rapide et grossesse

La marche rapide est une activité physique douce, particulièrement adaptée à la grossesse. En effet, la quantité de sang pompée par le cœur augmente, assurant une oxygénation optimale de la mère et de l'enfant. Il est toutefois essentiel de ne pas se donner à fond une fois de temps en temps, mais plutôt de pratiquer en douceur de façon régulière, si possible deux à trois fois par semaine. La marche améliore en outre la posture, ce qui évite le mal de dos. Ce sport prévient aussi les troubles classiques de la grossesse comme les varices et les crampes, et limite enfin, grâce à la production d'endorphines (l'hormone du bonheur), les sautes d'humeur et coups de blues liés à des variations hormonales.
La marche rapide est également positive pour le futur bébé, car les balancements qu'elle provoque favorisent son développement et stimulent ses organes sensoriels. De plus, les bébés des femmes actives sont particulièrement débordants de vitalité. Si vous devez démarrer une activité sportive pendant la grossesse, la marche rapide s'avère donc un choix judicieux. Sachez que certains clubs proposent des séances spéciales pour femmes enceintes ou mères et enfants. Attention toutefois, car pendant la grossesse, ligaments et tendons s'assouplissent, ce qui fragilise les articulations. Veillez donc à bien appliquer la bonne technique de marche, à porter des chaussures adéquates et marchez si possible sur terrain plat.

Pratiquée régulièrement, la marche rapide donne sur la durée des résultats réjouissants sur la balance.

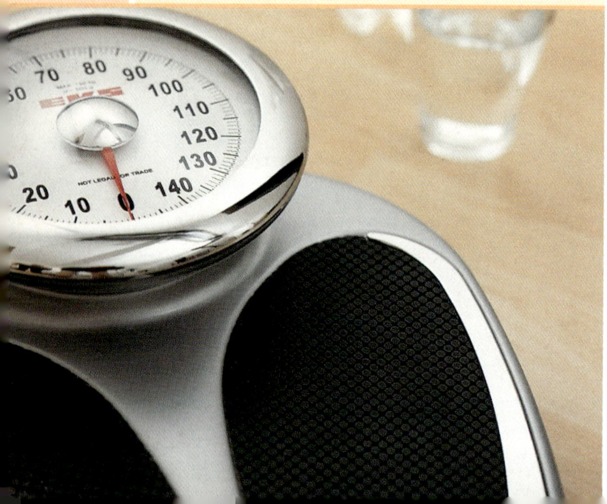

Maigrir avec la marche rapide

Bonne nouvelle pour tous ceux qui veulent perdre du poids durablement : la marche rapide fait également fondre les kilos ! Pour ce faire, inutile de marcher le plus vite possible. En revanche, il est important de pratiquer ce sport régulièrement et en aérobie (voir page 30), car c'est dans ces conditions que l'organisme dépense le plus de calories et brûle le plus de graisses. Ceci s'accompagne d'une augmentation du métabolisme, et par là même de la consommation

COMBIEN DE CALORIES BRÛLEZ-VOUS ?

Ces dernières années, la science du sport a mis au point une méthode qui permet de calculer de façon assez précise la dépense énergétique individuelle en fonction de l'activité pratiquée. Pour ce faire, on a défini le nombre d'unités ou d'équivalents métaboliques (MET) correspondant à chaque activité. Ensuite, cette mesure de la quantité d'oxygène consommée peut être convertie en dépense calorique, 1 MET correspondant à 1 kcal par kilo de poids corporel et par heure. Rassurez-vous, c'est moins compliqué qu'il n'y paraît.

Type d'activité physique (intensité moyenne)	**Dépense calorique individuelle** (nombre d'équivalents métaboliques/heure)
Regarder la télévision, lire	1 MET x Poids corporel en kg
Embrasser, rire	2 MET x Poids corporel en kg
Jouer aux quilles	3 MET x Poids corporel en kg
Faire de la bicyclette	4 MET x Poids corporel en kg
Jardinage (râteler, ratisser)	4 MET x Poids corporel en kg
Gymnastique	4 MET x Poids corporel en kg
Promenade	4 MET x Poids corporel en kg
Vélo d'appartement	5 MET x Poids corporel en kg
Marche rapide	5 MET x Poids corporel en kg
Randonnée en montage	6 MET x Poids corporel en kg
Jogging, ski de fond	6 MET x Poids corporel en kg
Roller en ligne	7 MET x Poids corporel en kg

Marche à suivre : multipliez le nombre de MET par votre poids corporel et vous obtiendrez la quantité de calories consommées en une heure.
Exemple : en pratiquant la marche rapide, une femme de 60 kg brûle 5 MET x 60 = 300 calories ; alors qu'une femme de 90 kg en brûle 5 MET x 90 = 450.
En effet, à chaque pas, la dépense calorique est fonction de la masse déplacée, donc du poids de l'individu. Deux à trois heures de marche rapide par semaine permettent donc de satisfaire la recommandation de brûler 800 à 1 000 calories supplémentaires par la pratique d'un sport.

d'énergie (et ce, pas seulement pendant la marche, mais pendant toute la journée).

Se sentir bien

La marche rapide n'a pas seulement un effet positif sur la forme et sur la santé, elle influe aussi sur la psyché. Une heure de marche rapide par semaine suffit déjà à améliorer nettement le bien-être, car faire de l'exercice en plein air permet de mieux gérer le stress, ainsi que les problèmes de la vie quotidienne et professionnelle. En effet, la marche active le métabolisme et entraîne la sécrétion d'ACTH, l'hormone de la créativité. Pratiquer une activité en plein air augmente aussi sensiblement l'attention et la capacité de concentration. Si vous voulez lâcher prise, choisissez donc un trajet à l'abri de la circulation, du bruit et de la pollution, afin de vous ressourcer dans la nature. En marchant, vous allez prendre davantage conscience de votre corps, et vous aurez envie de faire en sorte qu'il fonctionne mieux. Le travail musculaire, la circulation sanguine accrue et la prise de conscience de vos propres capacités physiques sont autant d'éléments qui ont un impact positif sur l'image que vous avez de vous-même. N'oublions pas de citer enfin un effet secondaire supplémentaire de la marche rapide : vous allez embellir ! Le fait d'absorber jusqu'à huit fois plus d'oxygène à chaque inspiration stimule en effet fortement la régénérescence cellulaire et raffermit la peau. Ainsi, vous ne vous contentez pas de perdre des kilos, vous voyez aussi vos muscles s'étoffer et votre silhouette s'affiner !

CONSEIL

UN BON ENTRETIEN

Si vous n'aimez pas marcher seul, cherchez d'autres adeptes avec lesquels vous pourrez vous entretenir en pratiquant ce sport. Le fait de pouvoir bavarder en marchant est, en outre, le signe infaillible que vous êtes bien en aérobie. Si vous ne trouvez pas de partenaire, vous pouvez aussi marcher en écoutant votre musique ou votre livre préféré à l'aide d'un baladeur.

Marcher au lieu de courir

Des études scientifiques ont montré qu'un grand nombre d'individus vont tellement au-dessus de leurs forces en courant que la pratique de ce sport a finalement un effet négatif sur leur santé et leur appareil locomoteur. Beaucoup d'orthopédistes

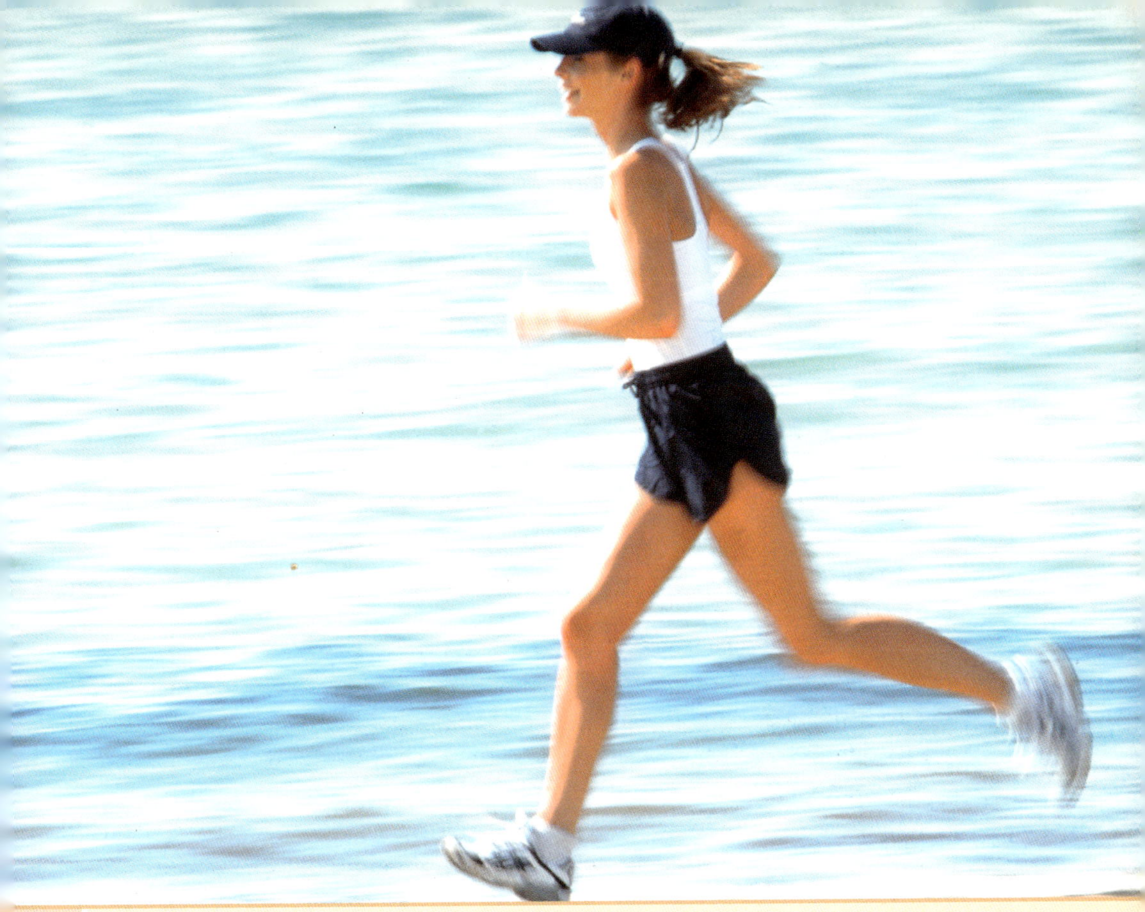

Contrairement à la marche, la course comporte une courte phase en suspension susceptible de solliciter les articulations de façon excessive.

constatent, en outre, depuis quelques années une augmentation constante des lésions au niveau des articulations de la cheville, du genou et des hanches, suite à une pratique excessive de la course à pied.

Or, le risque d'excès de ce type est extrêmement faible dans le cas de la marche rapide, car articulations, tendons, ligaments et colonne vertébrale sont en effet beaucoup moins sollicités que dans les autres sports. Dans le cas du jogging, les forces exercées lorsqu'on décolle puis qu'on repose le pied correspondent au moins au triple du poids du corps, alors que dans le cas de la marche rapide, les articulations doivent amortir cette masse une à deux fois seulement. La raison en est simple : contrairement à la course, la marche ne présente aucune phase de suspension, on a toujours un pied en contact avec le sol.

INFO

TABLEAU COMPARATIF DE LA MARCHE RAPIDE ET DE LA COURSE DE FOND

Vous vous demandez si vous devriez plutôt courir ou marcher ?
Consultez ce tableau comparatif et choisissez en connaissance de cause.

Marche rapide	Course de fond
Pas de phase en suspension, donc chocs réduits.	Existence d'une phase en suspension, donc chocs plus importants.
Sollicitation minimale des articulations.	Sollicitation plus forte des articulations.
L'entraînement a peu d'effet pour les sportifs.	L'entraînement est efficace pour les sportifs.
Intensité de l'entraînement facile à doser.	Risque de sursollicitation.
Convient pratiquement à tous, y compris aux individus qui ont des problèmes de santé.	Convient surtout aux jeunes, aux individus sa problème de poids et aux sportifs bien entraîné
Risque de blessure minimal.	Risque de blessure plus important qu'avec la marche rapide.

De même, le risque d'arthrose et d'autres pathologies inflammatoires des articulations est plus nettement faible. La marche rapide est le sport d'endurance idéal pour les individus non entraînés, en surpoids, ou encore présentant des troubles orthopédiques car, pratiquée avec la bonne technique, elle ne présente pratiquement aucun risque de blessure. C'est l'un des sports d'endurance les plus doux, de sorte qu'elle convient à tous les groupes d'âge et à tous les degrés de forme physique, son rythme modéré permettant d'adapter son intensité aux possibilités de chacun, y compris des débutants. En conséquence, la course de fond apparaît préférable uniquement pour les individus très sportifs qui ont l'impression de ne pas être suffisamment sollicités par la marche rapide.

La marche rapide, un sport pour tous

L'époque où il fallait suer à grosses gouttes pour être en forme est révolue : comme nous l'avons vu, la marche rapide est efficace sans être aussi éprouvante que la course de fond. De ce fait, il est plus facile de la pratiquer pendant au moins une demi-heure (la durée minimale pour que cela se répercute sur la santé), mais aussi de tenir sur la durée.

Il n'est donc guère étonnant que cette activité séduise des individus d'horizons très variés. Même ceux qui ne se sentent pas assez en forme, trop raides ou trop vieux pour pratiquer d'autres sports comme la course à pied ou l'aérobic n'ont ici aucune appréhension, car la marche, qui se rapproche de l'exercice physique auquel tout le monde se livre pour vaquer à ses occupations quotidiennes, semble à la portée de tous, y compris des novices. De plus, cette activité est facile à intégrer dans le rythme de tous les jours. Contrairement aux autres sports d'endurance comme la natation ou le roller en ligne, la marche rapide ne nécessite ni installation spéciale (pas besoin d'aller à la piscine), ni technique difficile. Ainsi, même les débutants et les ennemis du sport réussissent à s'y mettre.

Pas de risque inutile

Même si la marche rapide ne rentre pas dans la catégorie des sports à risque, quelques facteurs justifient tout de même de consulter un médecin avant de se lancer. Si, par exemple, vous n'avez pas pratiqué de sport du tout depuis plus de deux ans, demandez au préalable à votre médecin de famille de vous donner le feu vert. Il est également préférable de le consulter si :

- vous avez déjà fait un infarctus ou une attaque cérébrale,
- vous souffrez d'arythmie ou d'athérosclérose,
- vous ressentez parfois des douleurs dans la poitrine (qui rayonnent éventuellement dans la partie gauche du corps ou s'accompagnent d'un essoufflement),
- vous avez des problèmes circulatoires (avec éventuellement des douleurs dans les membres),
- vous souffrez d'hypertension,
- vous avez des varices ou êtes sujet aux thromboses,
- vous avez mal aux jambes après avoir marché 100 mètres à peine,
- vous souffrez d'une maladie chronique (diabète, rhumatismes ou maladie veineuse par exemple),
- vous avez des douleurs articulaires,
- vous avez une infection aiguë (avec fièvre), vous ne vous sentez pas bien ou faible,
- vous avez déjà fait un long séjour à l'hôpital ou si vous avez été hospitalisé l'an dernier,
- vous vous sentez faible ou avez des vertiges lorsque vous marchez vite,
- vous vous sentez souvent très fatigué.

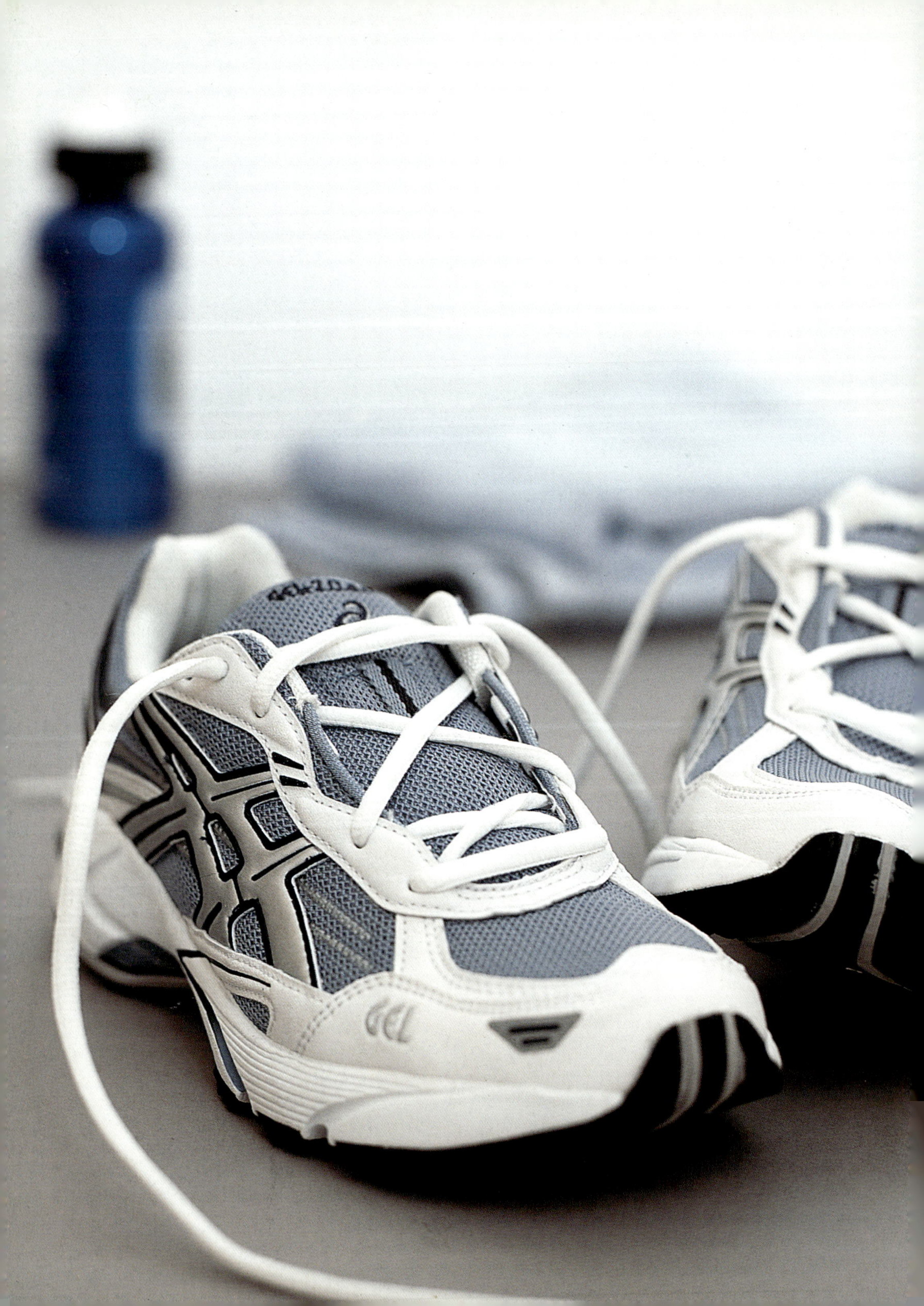

C'est

Vous avez décidé de vous mettre à la marche rapide ? Alors enfilez vite vos chaussures et lisez ce qui suit : vous y découvrirez tout ce que vous devez savoir, depuis la technique à adopter jusqu'à l'échauffement à ne pas négliger, la tenue adéquate et l'alimentation optimale. En outre, un test d'endurance et des programmes adaptés à chaque niveau vous mettront le pied à l'étrier.

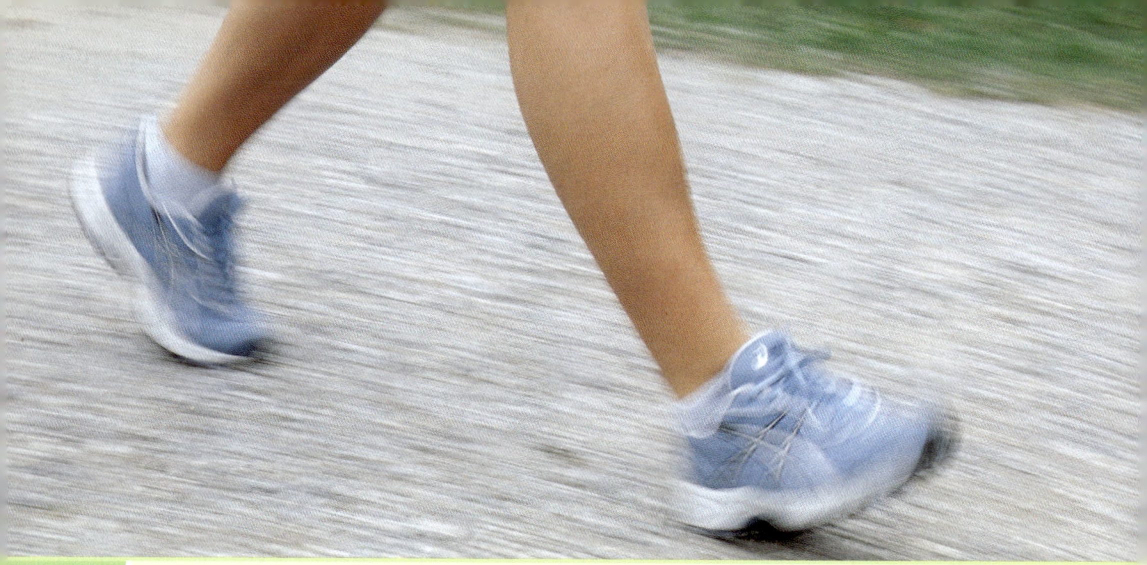

Le test d'endurance

Même si la marche rapide est le sport idéal pour les débutants, assurez-vous tout de même que vous avez une condition physique minimale avant de vous lancer. Contrairement à ce que l'on pourrait croire, il ne s'agit pas tellement de marcher vite. Au contraire, pour brûler ses graisses, mieux vaut ne pas forcer l'allure. Spécialement conçu pour la marche rapide, le test d'endurance que nous vous proposons ici s'intègre très facilement dans une séance d'entraînement. Munissez-vous simplement de :

- un papier et un crayon, pour noter votre temps de parcours et votre pouls,
- une paire de bonnes chaussures (voir page 57),
- un chronomètre pour mesurer votre temps de parcours en minutes et en secondes et prendre votre pouls.

Test de marche rapide

- Choisissez pour ce test un parcours plat mesurant précisément 2 000 mètres de longueur. Pour ce faire, parcourez la distance au préalable à bicyclette, et mesurez-la avec un compteur kilométrique. Vous pouvez aussi choisir de faire cinq tours d'un stade dont la piste mesure 400 mètres de long.
- Évitez de démarrer à froid. Pour vous échauffer avant le test, marchez entre 300 et 500 mètres en augmentant

progressivement la vitesse, de façon à terminer en marchant le plus vite possible. Vous aurez ainsi une idée du rythme qui vous convient. Faites ensuite une courte pause pour reprendre votre souffle, au lieu de commencer immédiatement le test proprement dit.

- Le moment venu, enclenchez votre chronomètre et commencez à marcher le plus vite possible. Ralentissez dès que vous êtes à bout de souffle pour éviter d'avoir un pouls trop élevé.
- Une fois les 2 000 mètres parcourus, arrêtez immédiatement le chronomètre et notez le temps précis en minutes et secondes que vous avez mis pour faire cette distance.
- Prenez ensuite votre pouls au niveau du poignet (voir page 29) : comptez les battements pendant 15 secondes puis multipliez ce chiffre par 4 pour connaître votre fréquence cardiaque à la minute.

Le temps de parcours

Le tableau de la page 22 va vous permettre d'évaluer votre condition physique et votre endurance. Notez que le temps de parcours idéal pour un individu n'est pas seulement fonction de sa condition physique et de son âge, mais aussi de son sexe. En effet, les femmes ont une masse musculaire et un poids inférieurs à ceux des hommes, deux éléments qui, comme la taille du muscle cardiaque, déterminent le volume cardiaque, c'est-à-dire la quantité de sang potentiellement réinjectée dans l'organisme à chaque battement du cœur. Or ce volume sanguin définit à son tour la quantité maximale d'oxygène que l'organisme peut absorber et par là même l'endurance de l'individu.

Où vous situez-vous ?

Repérez tout d'abord dans le tableau le groupe d'âge auquel vous appartenez. Vous constaterez que pour chacun, il existe trois temps de parcours différents. Dans la colonne centrale figure le temps de parcours moyen obtenu par les individus de cette tranche d'âge qui ont accepté d'étalonner le test, dans la colonne de gauche la moyenne inférieure et dans celle de droite la moyenne supérieure.

Le pouls idéal

Pour évaluer votre condition physique, il ne vous suffit pas de connaître votre temps de parcours. Vous devez le confronter à la fréquence cardiaque mesurée à la fin du test.
Contrairement aux données relatives à l'endurance, qui ne sont pas prises en compte de la même façon pour les femmes et pour les hommes, le pouls ne fait pas l'objet d'un traitement distinct selon le sexe de l'intéressé. Regardez donc où vous vous situez sur le tableau du bas de la page 23, qui donne les valeurs moyennes par groupe d'âge.

TEMPS DE PARCOURS OBTENU PAR LES FEMMES DANS LE CADR DU TEST DE MARCHE RAPIDE

Temps de parcours en minutes : secondes

Âge	moyenne inférieure en minutes : secondes	moyenne en minutes : secondes	moyenne supérieure en minutes : secondes
20	›16:20	15:25–16:20	‹15:25
25	›16:37	15:42–16:37	‹15:42
30	›16:54	15:59–16:54	‹15:59
35	›17:11	16:16–17:11	‹16:16
40	›17:28	16:33–17:28	‹16:33
45	›17:45	16:50–17:45	‹16:50
50	›18:02	17:07–18:02	‹17:07
55	›18:19	17:24–18:19	‹17:24
60	›18:36	17:41–18:36	‹17:41

votre temps de parcours .... minutes : secondes ....

TEMPS DE PARCOURS OBTENU PAR LES HOMMES DANS LE CAD DU TEST DE MARCHE RAPIDE

Temps de parcours en minutes : secondes

Âge	moyenne inférieure en minutes : secondes	moyenne en minutes : secondes	moyenne supérieure en minutes : secondes
20	›15:07	14:08–15:07	‹14:08
25	›15:24	14:25–15:24	‹14:25
30	›15:40	14:41–15:40	‹14:41
35	›15:57	14:58–15:57	‹14:58
40	›16:13	15:14–16:13	‹15:14
45	›16:30	15:31–16:30	‹15:31
50	›16:47	15:48–16:47	‹15:48
55	›17:03	16:05–17:03	‹16:05
60	›17:19	16:21–17:19	‹16:21

votre temps de parcours .... minutes : secondes ....

Résultats du test : quelle est votre condition physique ?

> Catégorie A : temps de parcours dans la moyenne supérieure ; pouls assez lent ou se situant dans la fourchette idéale
Vous êtes vraiment en bonne condition physique et faites preuve d'une endurance excellente. De ce fait, les programmes conçus pour les débutants et même pour les avancés ne pourront vous satisfaire. Démarrez tout de suite par un programme pour sportifs entraînés. Le Power Walking, la marche nordique ou encore un entraînement doux de course de fond (page 73) semblent plus appropriés.

> Catégorie B : temps de parcours moyen ou dans la moyenne supérieure ; pouls rapide
Bien que le test révèle une condition physique excellente, votre pouls, plus rapide qu'il ne faudrait, indique que vous avez fait de gros efforts pour obtenir ces bons résultats. Vous pouvez néanmoins commencer la marche rapide avec un programme pour avancés (page 50).

> Catégorie C : temps de parcours moyen ou dans la moyenne inférieure ; pouls assez lent
Vous êtes assez endurant. Pourquoi un pouls si faible ? N'avez-vous pas assez forcé ? Peut-être avez-vous marché un peu trop lentement. Refaites le test demain et essayez d'aller plus vite. Vous pouvez commencer la marche rapide avec un programme pour avancés (page 50).

> Catégorie D : temps de parcours moyen ou dans la moyenne inférieure ; pouls se situant dans la fourchette idéale
Saisissez cette chance de retrouver une excellente condition physique ! La marche rapide est le sport idéal pour vous, la meilleure façon de retrouver à la fois santé et une forme physique. Commencez par le programme pour débutants (page 49).

> Catégorie E : temps de parcours dans la moyenne inférieure ; pouls rapide
Il est grand temps de faire quelque chose pour améliorer votre état général. La marche rapide est le sport idéal, car même un débutant complet comme vous peut doser correctement ses efforts pour ne pas se surmener. Prenez tout de même rendez-vous auprès de votre médecin avant de commencer.

INFO

POULS ENREGISTRÉ LORS DU TEST DE MARCHE RAPIDE* (HOMMES ET FEMMES)

Âge	Pouls idéal
20	160–190
25	156–185
30	152–181
35	148–176
40	144–171
45	140–166
50	136–162
55	132–157
60	128–152

Votre pouls : .... batt./minute

* Le pouls enregistré après le test est plus rapide que celui constaté à la suite d'un entraînement.

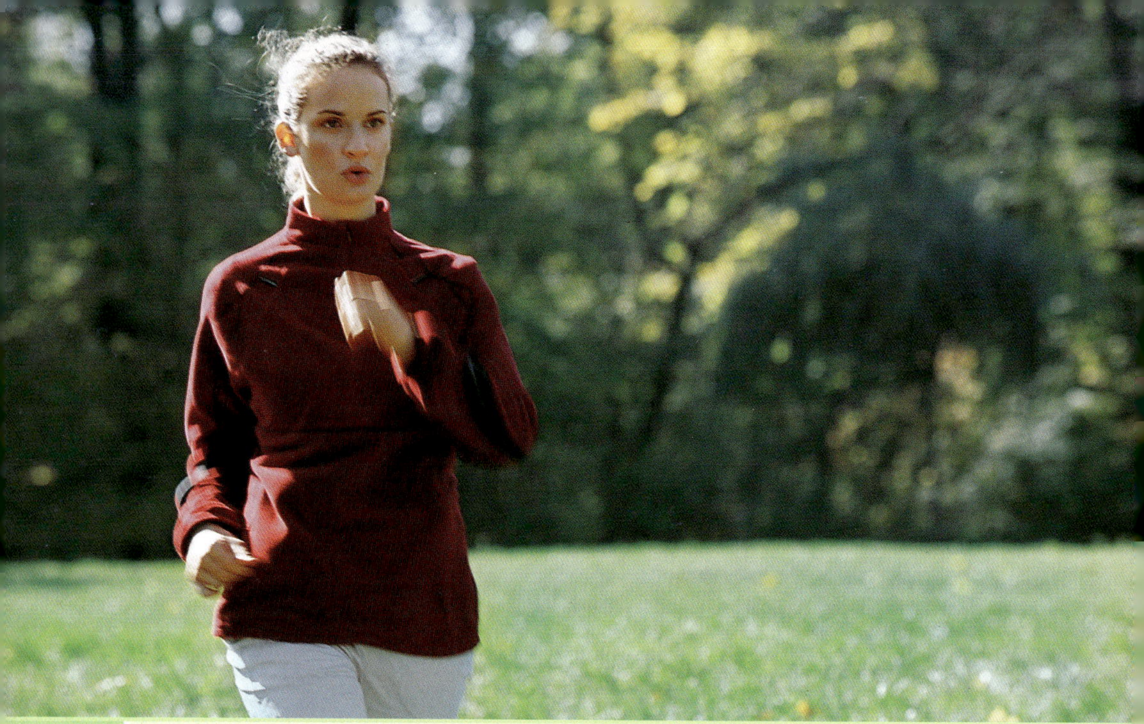

La bonne technique de marche rapide

La marche rapide ne consiste pas simplement à marcher en forçant un peu l'allure. Pour que la marche rapide soit réellement un sport d'endurance et qu'elle permette d'améliorer sa condition physique, encore faut-il la pratiquer en employant la technique adéquate.
Vous serez alors certain de ne pas faire travailler seulement vos jambes, mais tout votre corps. Rassurez-vous toutefois, ce n'est pas sorcier.
En pratiquant avec la bonne technique, vous allez, en outre, gagner en vitesse, car vous utiliserez alors la puissance de vos jambes de façon plus efficace et économiserez vos forces.
Un dernier atout : appliquer la bonne technique est la meilleure façon de ne pas trop forcer et d'éviter les douleurs orthopédiques, au niveau du genou et de la colonne vertébrale notamment. Ceci est particulièrement important pour les sujets à risque, les individus présentant un surpoids par exemple.

Le travail des jambes

À chaque pas, posez d'abord le talon, puis déroulez toute la plante du pied jusqu'aux orteils. Appuyez ensuite fortement sur le sol avec les orteils avant de poser à terre le talon de l'autre pied. Il vous sera plus facile de décomposer le mouvement de la sorte si vous imaginez que vous repoussez activement la terre derrière vous à chaque pas.
Pendant la marche, pointez toujours les orteils dans la direction où vous allez, en sachant qu'il est toutefois parfaitement normal d'ouvrir ou de fermer légèrement le pied.
Lorsque vous avez intériorisé cette façon de bien dérouler le pied, veillez à ce que vos genous ne soient pas complètement tendus lorsque vous posez le talon à terre. Déroulez au contraire le pied en fléchissant légèrement les genoux.

Longueur et fréquence des pas

En marche rapide, la longueur de vos foulées dépend du rythme auquel vous marchez et de la fréquence de vos pas. Généralement, pour marcher plus vite, vous accélérez le pas. De ce fait, la fréquence (c'est-à-dire le nombre) de vos pas augmente, et leur longueur diminue. Si vous choisissez au contraire de gagner en vitesse en faisant de plus grandes foulées, la fréquence de vos pas va automatiquement diminuer.

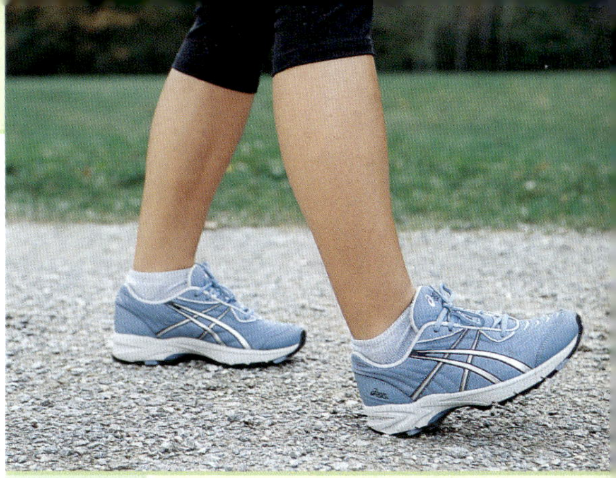

Posez toujours le talon en premier, puis déroulez le pied jusqu'aux orteils.

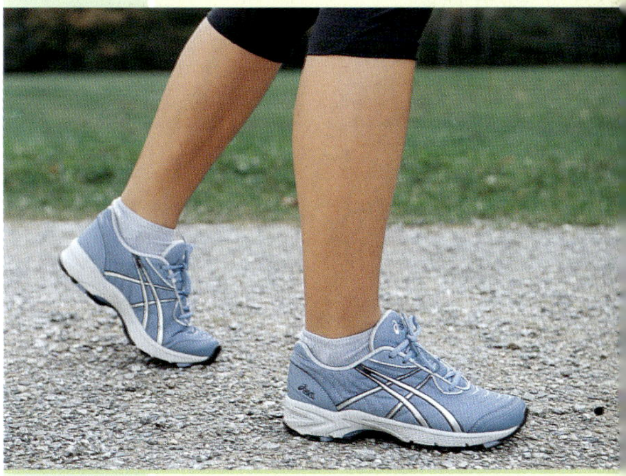

Appuyez alors fermement sur le sol avec les orteils, en utilisant tout le poids du corps.

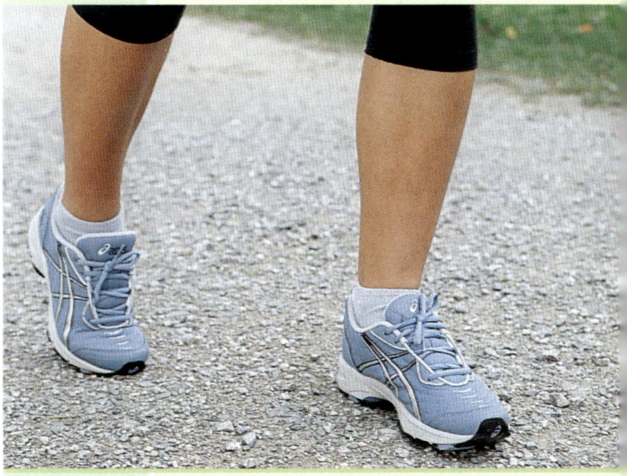

Marchez les jambes parallèles, en faisant des foulées pas trop longues.

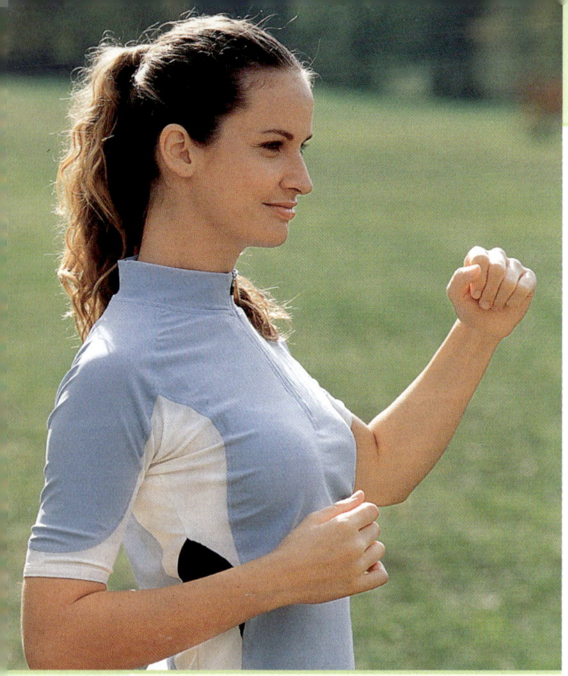

Les bras sont fléchis à angle droit,
les poings fermés mais pas serrés.

La position du corps

Une fois que vous maîtrisez bien la technique de marche, vous pouvez vous concentrer davantage sur la position du corps.

Pendant la marche rapide, gardez le buste bien droit. Tirez les épaules vers l'arrière et vers le bas pour bien ouvrir la cage thoracique. Ceci vous permettra, d'une part, de bien respirer et, d'autre part, d'éliminer les tensions dans les muscles des épaules, de la nuque et du dos.

Dirigez votre regard vers un point situé entre quatre et cinq mètres devant vous sur le sol : ainsi vous ne contracterez pas inutilement la nuque et la gorge, et vous pourrez éviter les obstacles à temps.

Ne restez pas les bras ballants !

Associez maintenant vos bras au mouvement des jambes. En effet, des bras tendus ralentiraient votre allure. Fléchissez-les donc pratiquement à angle droit, et fermez les poings sans toutefois les serrer.

Gardez les bras près du corps et balancez-les dans un mouvement ample depuis le bassin jusqu'à hauteur des épaules. Le mouvement actif des bras se concentre dans le balancement arrière du coude. La tension ainsi produite dans la musculature de la poitrine et des épaules provoque automatiquement le retour du bras vers l'avant dans un mouvement de balancier.

Les bras oscillent donc d'arrière en avant dans le sens de la marche. Attention à ne pas les balancer en biais, car ceci aurait, d'une part, un effet négatif sur la position du buste, qui serait alors moins droit, et, d'autre part, vous ralentirait.

Le mouvement alternatif des bras est par ailleurs inversé par rapport à celui des jambes. En d'autres termes, amenez le bras gauche en avant en même temps que la jambe droite, et vice versa. Veillez enfin à ce que les mains restent détendues. Des poings serrés sont en effet signe de crispation.

Marcher dans la campagne

La régularité de votre allure dépend aussi du terrain sur lequel vous marchez. Ainsi, les chemins couverts de sable meuble ou de cailloux grossiers ne sont-ils pas adaptés à la marche rapide. En revanche, routes forestières, pelouses ou allées non goudronnées des parcs et jardins publics, dont le revêtement souple amortit bien les chocs, sont idéales. Si vous habitez en ville, vous allez difficilement éviter de marcher ne serait-ce qu'une partie du trajet sur un sol goudronné. C'est pourquoi il est très important que vous veilliez à porter de bonnes chaussures (voir à partir de la page 57) pour ne pas solliciter inutilement vos articulations. Profitez d'un séjour au bord de la mer pour marcher pieds nus sur le sable mouillé : vous aurez ainsi le plaisir d'un massage des pieds d'autant plus voluptueux qu'il sera gratuit !

La respiration

En phase d'effort, l'organisme doit absorber plus d'oxygène qu'au repos.
En conséquence, la pratique de la marche rapide amène à puiser l'air plus profondément et plus rapidement, de sorte qu'un débutant peut très facilement s'essouffler. Il est donc fondamental d'appliquer non seulement la bonne technique de marche, mais aussi une technique respiratoire adéquate. Sachez en effet que vous pouvez améliorer la situation en respirant profondément
et régulièrement en rythme avec vos foulées, en inspirant par exemple sur trois pas, puis en expirant sur les trois pas suivants. Un dernier point : inspirez toujours par le nez et expirez par la bouche. Ainsi, l'air qui entre dans vos poumons est-il au préalable réchauffé, humidifié et purifié par son passage dans les voies respiratoires.

CHECKLIST

LES 10 POINTS CLÉS DE LA MARCHE RAPIDE

1. Prenez dès le départ un rythme régulier.
2. Posez toujours le talon au sol en ayant le genou légèrement fléchi.
3. Déroulez bien toute la plante du pied.
4. Pointez les orteils en direction de la marche.
5. Fléchissez les bras à angle droit et balancez-les activement le long du corps.
6. Inversez le balancement des bras par rapport au mouvement des jambes, c'est-à-dire avancez le bras gauche en même temps que la jambe droite, et vice versa.
7. Gardez les épaules bien relâchées et laissez-les tomber vers le bas et vers l'arrière.
8. Sur l'inspir, ouvrez bien la cage thoracique.
9. Prenez conscience de votre souffle et inspirez et expirez régulièrement.
10. Regardez quatre à cinq mètres devant vous pour éviter les obstacles.

Si, malgré tout, vous êtes à bout de souffle et devez couvrir un besoin supérieur en oxygène en inspirant par la bouche, ralentissez progressivement jusqu'à ce que vous soyez finalement immobile. En effet, c'est dans la plupart des cas une allure trop rapide qui provoque l'essoufflement. Faites une courte pause pendant laquelle vous ne respirez pas seulement par la bouche, mais aussi par le nez. Sentez le souffle pénétrer lentement dans votre organisme pour venir remplir vos poumons. Une fois que vous avez repris haleine, vous pouvez reprendre l'entraînement.

Effort physique et fréquence cardiaque

Selon l'âge, le sexe et la forme physique, notre pouls varie au repos entre 60 et 80 pulsations par minute. Cela signifie que notre cœur injecte cinq à sept litres de sang dans nos veines en battant 60 à 80 fois par minute. Lorsque nous fournissons un effort physique, notre fréquence cardiaque s'accélère, avec comme limite ultime notre pouls maximal (PM). Cette valeur théorique permet de déterminer plusieurs degrés d'effort en vue d'un entraînement sportif qui permette d'améliorer efficacement l'endurance. Grâce à une formule toute simple, vous pourrez ensuite calculer votre pouls d'entraînement optimal, qui est identique pour les hommes et les femmes.

Formule de calcul : calculez votre pouls optimal d'entraînement

- Pour connaître votre pouls maximal (PM), partez de 220 (pulsations par minute) et retirez votre âge en années.
- Appliquez maintenant un coefficient de 75 à 80 % à votre PM pour obtenir votre pouls optimal d'entraînement (POE) pour une séance de travail cardiovasculaire en aérobie (voir encadré).
- En revanche un coefficient de 60 à 70 % de votre PM, vous donne le pouls optimal pour brûler vos graisses (rythme plus lent).

Exemple : une femme de 35 ans a un PM de 185 (220 – 35). Son POE cardiovasculaire est donc compris entre 139 et 148 (75 à 80 % de son PM). Si elle veut maigrir, en revanche, elle doit s'entraîner dans la zone de fréquence cardiaque équivalent à 60 à 70 % de son PM, c'est-à-dire avec un pouls compris entre 111 et 130. Pour ce faire, elle doit cependant marcher pendant au moins une heure. Vous aurez trouvé l'allure de marche rapide qui vous convient lorsque votre pouls d'entraînement se situera dans la bonne fourchette. Si vous vous entraînez régulièrement, votre forme physique va progressivement s'améliorer et vous pourrez marcher de plus en plus vite.

Comment prendre son pouls

Pour mesurer manuellement votre fréquence cardiaque, il vous faut une montre équipée d'une trotteuse.

- Interrompez brièvement votre séance d'entraînement et restez immobile.
- Prenez votre pouls sur l'artère radiale, à l'intérieur du poignet. Exercez une légère pression sur l'artère avec la pulpe de l'index et du majeur, à l'endroit situé entre le tendon et le radius (l'os du bras qui se trouve côté pouce).
- Lorsque vous sentez votre pouls, regardez votre montre et comptez le nombre de pulsations pendant 15 secondes. Multipliez ensuite ce chiffre par 4 pour obtenir votre fréquence cardiaque à la minute.
- Si elle est supérieure à votre POE (voir page 28), ralentissez l'allure jusqu'à ce qu'elle diminue. En revanche, si votre pouls instantané est inférieur à votre POE, vous pouvez sans problème accélérer un peu votre rythme.

Conseil : Il est indispensable que vous vous entraîniez à la prise de pouls avant de vous lancer dans la pratique de la marche rapide. En effet, lorsque vous serez essoufflé et que votre cœur battra très vite, il vous sera moins facile de trouver votre pouls au poignet.

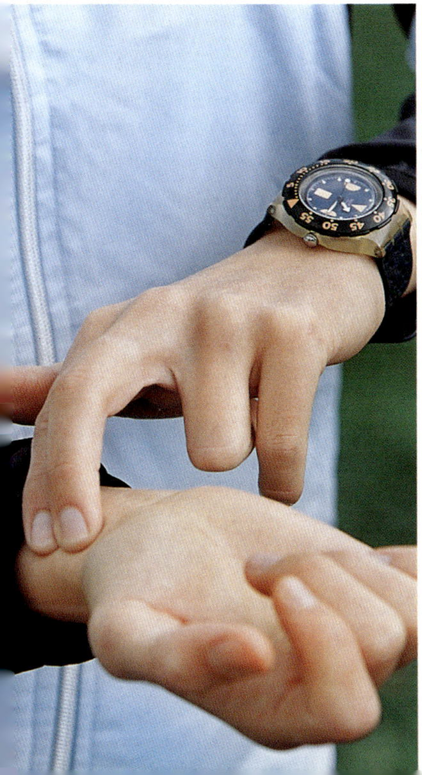

INFO

COMMENT DÉTERMINER VOTRE POULS OPTIMAL POUR LA MARCHE RAPIDE ?

Âge Femme Homme	PM 220 – âge	POE zone aérobie (75-80 % du PM)	POE pour brûler les graisses (60-70 % du PM)
20	200	150–160	120–140
25	195	146–156	117–137
30	190	143–152	114–133
35	185	139–148	111–130
40	180	135–144	108–126
45	175	131–140	105–123
50	170	128–136	102–119
55	165	124–132	99–116
60	160	120–128	96–112

PM = pouls maximal, POE = Pouls Optimal d'Entraînement

Remarque : le pouls peut varier énormément d'un individu à l'autre. Si votre fréquence cardiaque est très éloignée des valeurs moyennes, parlez-en à votre médecin.

Pulsomètre

Si vous voulez être absolument certain que votre pouls reste constant et optimal pendant toute la durée de votre entraînement, équipez-vous d'un pulsomètre. Cet appareil mesure en effet votre rythme cardiaque en continu, sans que vous soyez obligé d'interrompre votre marche. De même, l'utilisation d'un pulsomètre est incontournable si, pour une raison de santé (suite à un infarctus par exemple), vous ne devez absolument pas dépasser une certaine fréquence cardiaque.

Entraînement aérobie ou anaérobie

Selon l'intensité des efforts fournis, l'approvisionnement en énergie des cellules musculaires s'effectue soit en présence d'oxygène (mode aérobie), soit sans l'utiliser (mode anaérobie). Lorsque vous vous entraînez en mode aérobie avec une intensité modérée à moyenne, votre organisme puise l'énergie dont il a besoin essentiellement dans ses réserves de matières grasses, et pas seulement dans ses stocks de glucides rapides. Vous brûlez alors beaucoup de graisses, car les mitochondries (sortes de centrales énergétiques des cellules) ont suffisamment d'oxygène à leur disposition pour mener à bien cette combustion. Si vous avez une bonne condition physique, vous pouvez encore bénéficier de cette forte combustion des graisses, même lorsque vous devez forcer un peu plus.
Pour la plupart des individus toutefois, un effort intense (un sprint de 10 secondes pour attraper le bus par exemple) n'est possible qu'en puisant l'énergie en mode anaérobie. Dans ce cas, l'organisme ne consomme pas d'oxygène, il a recours aux glucides stockés dans les cellules musculaires pour « foncer ». Cependant, si cet effort intense se prolonge, les muscles se suracidifient, la dégradation des glucides entraînant une production excessive de lactate (c'est-à-dire d'acide lactique). En conséquence, les performances diminuent, au point qu'on est souvent contraint d'abandonner.
Si l'on transpose à la marche rapide, cela signifie que plus vous voulez marcher longtemps, plus vous devez aller lentement. En effet, c'est seulement ainsi que votre organisme peut s'approvisionner en énergie en mode aérobie. Résultat : vous ne vous essoufflez pas, vous travaillez votre endurance et votre métabolisme glucidique est particulièrement efficace.

Cette montre pulsomètre surveille votre quence cardiaque pendant l'entraînem

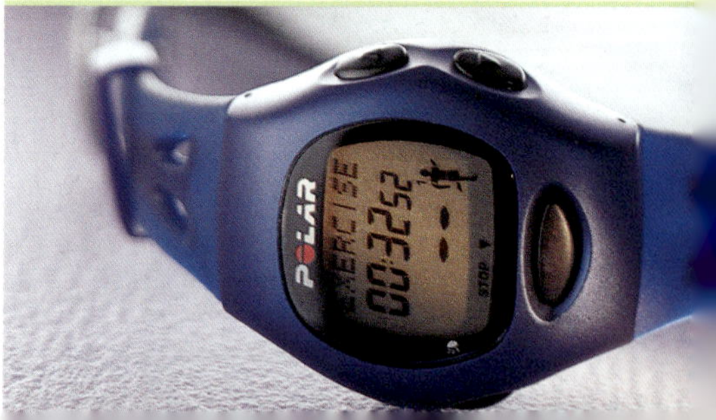

Échauffement et retour au calme

Échauffement et retour au calme sont deux phases essentielles de tout entraînement de marche rapide. Les exercices de détente et de mobilisation musculaire effectués en début de séance préparent l'organisme à l'effort qu'il va devoir fournir, tandis qu'en fin d'entraînement, les étirements et les exercices de relaxation lui permettent de revenir en douceur à une activité normale.

L'échauffement

Comme les mouvements de la marche ne sont ni rapides ni de grande amplitude, il n'est pas nécessaire de faire des étirements avant un entraînement. Pour vous échauffer, faites plutôt quelques pas, puis relâchez bien vos épaules en décrivant des cercles par exemple, avant d'échauffer vos pieds et leurs articulations et de mobiliser votre dos.

Cercles des épaules

Objectif : éliminer le stress quotidien ; éliminer les crampes et se préparer à la participation active des bras.

- Placez-vous debout, les jambes légèrement écartées.
- Pour détendre vos épaules, décrivez quelques cercles vers l'arrière, puis vers l'avant, avec l'épaule droite, puis avec l'épaule gauche, tout en gardant le buste bien droit.

Contraction des épaules

Objectif : relâcher les épaules.

- Haussez les deux épaules en direction des oreilles et maintenez la contraction pendant 3 secondes sur l'inspir. 1
- Relâchez les épaules d'un coup, en expirant bruyamment pour renforcer encore l'effet de détente.
- Faites une courte pause puis recommencez l'exercice au moins deux fois.

1 3 fois, à chaque fois, au moins 3 secondes.

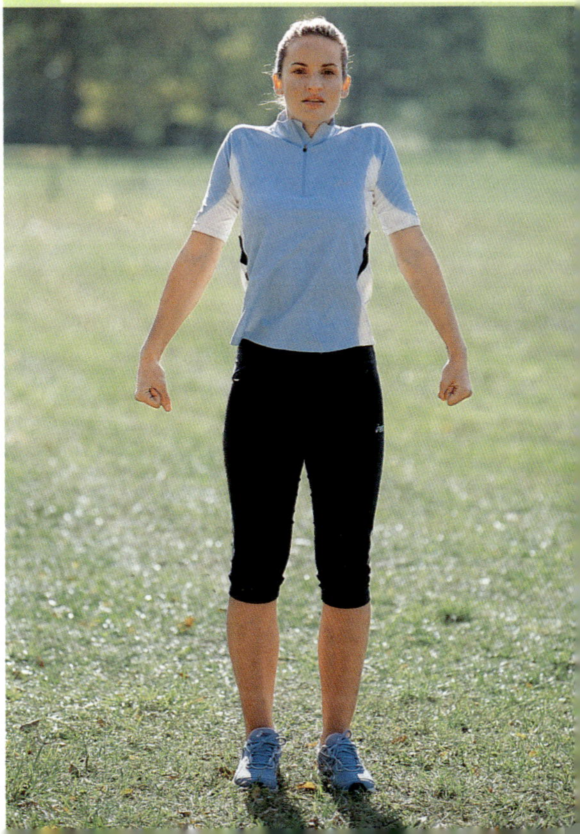

Échauffement des articulations du pied

Objectif : éliminer les crampes, échauffer les articulations et prévenir les risques de blessure.

- Déroulez les pieds lentement l'un après l'autre. Montez sur la pointe des pieds, puis redescendez. Fléchissez les genoux et basculez sur les talons, puis reposez les pieds à plat.
- Décrivez des cercles avec vos chevilles, dans un sens puis dans l'autre, un pied puis l'autre. 2

Important : n'oubliez pas de fléchir les genoux. Pour que votre échauffement des pieds vous prépare bien à faire le bon mouvement pendant la marche rapide, essayez de basculer sur les talons avec les genoux pliés. En effet, il est indispensable de fléchir les genoux pour protéger les articulations pendant la marche rapide.

La mobilisation du dos

Vous devez ensuite échauffer votre colonne vertébrale. Sont appropriés tous les exercices qui éliminent les tensions, approvisionnent les ligaments en nutriments et conduisent à une détente active. Maintenez chaque étirement pendant 30 secondes environ.

2 Recommencez 10 fois.

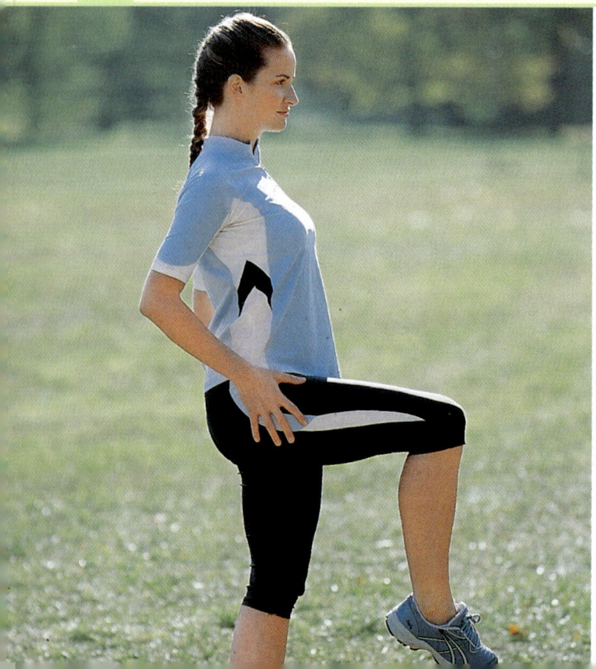

3 Une fois en maintenant 30 seconde

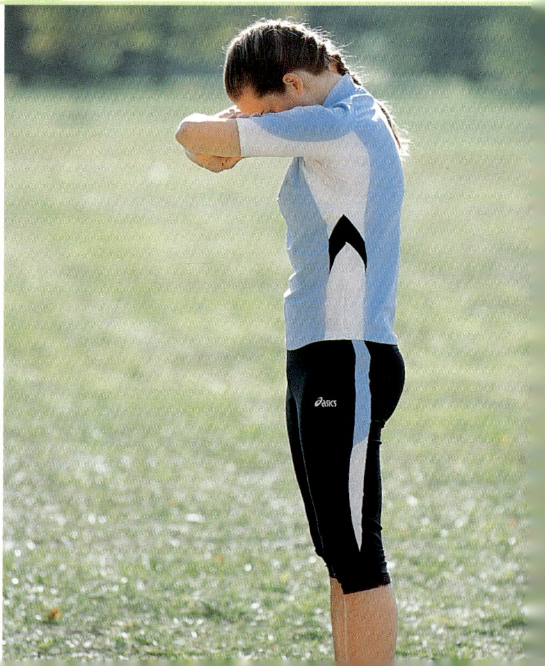

Le haut du dos

- Mettez-vous debout, le dos bien droit, croisez les bras devant la poitrine en saisissant le bras avec la main opposée.
- Amenez les bras à hauteur des épaules, abaissez la tête entre les bras et tirez doucement bras et épaules vers l'avant, en inspirant et en expirant calmement. 3

Les omoplates

- Revenez en position de départ, croisez les bras et saisissez chacune des omoplates avec la main opposée. 4
- Essayez maintenant de tirer les omoplates vers l'avant de façon à arrondir le dos le plus possible, en continuant à respirer calmement.

Les flancs

- Revenez en position de départ, puis croisez les pieds en faisant passer le pied droit devant le gauche.
- Levez les bras au-dessus de la tête, croisez les doigts, puis retournez les mains de façon que la paume soit dirigée vers le haut.
- Penchez lentement le buste vers la gauche sans bloquer le souffle. 5
- Relâchez l'étirement, revenez au milieu en continuant à respirer calmement.
- Placez maintenant le pied gauche devant le droit et étirez l'autre côté.

4 Une fois en maintenant 30 secondes.

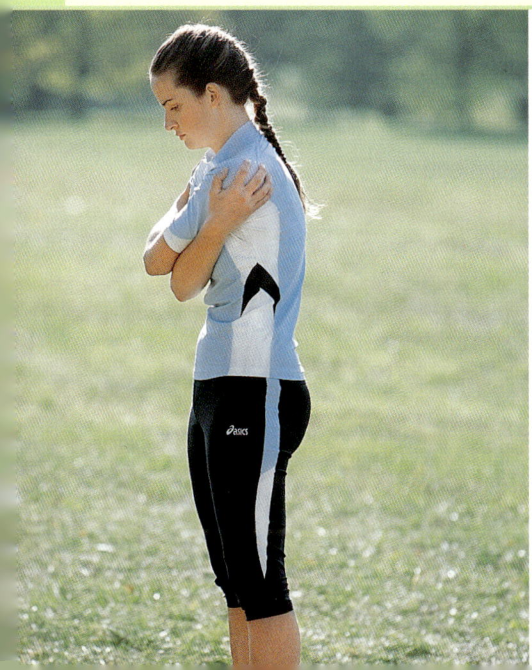

5 Une fois en maintenant 30 secondes.

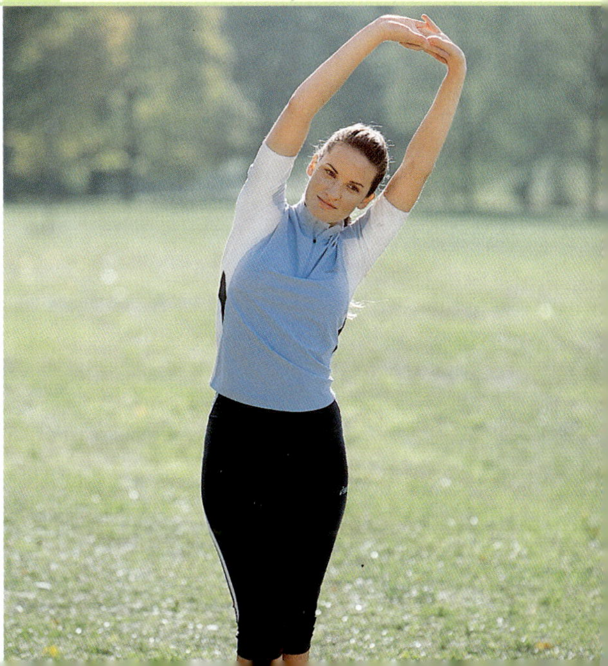

IMPORTANT !

LE B.A.-BA DES ÉTIREMENTS

- Pour qu'une posture de stretching soit correcte, vous devez ressentir un léger étirement dans le muscle.
- Tenez l'étirement pendant une quinzaine de secondes, puis relâchez les muscles.
- Renouvelez l'opération (étirement puis relâchement) 2 à 3 fois, puis changez de côté.
- Respirez calmement et régulièrement pendant toute la durée de l'exercice.

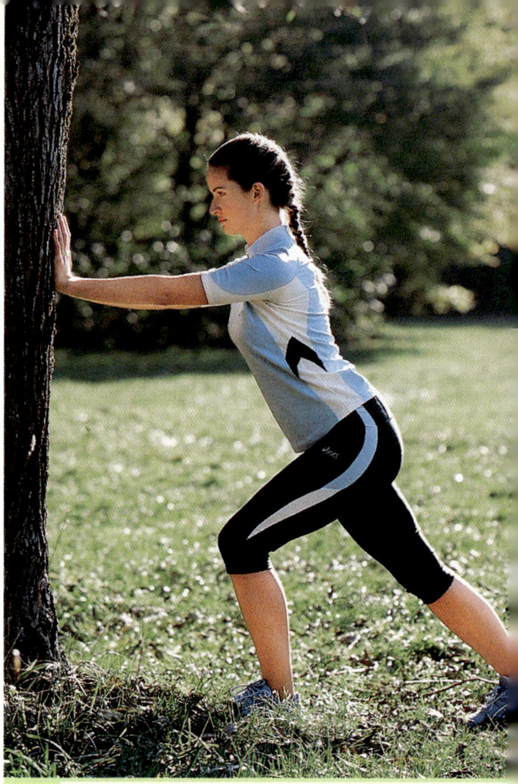

1 2 fois en maintenant 15 secondes.

Retour au calme et étirements

Lorsque vous souhaitez mettre un terme à votre séance de marche rapide, commencez par réduire l'allure et marchez encore une dizaine de minutes lentement avant de vous arrêter complètement. Terminez enfin votre entraînement par une petite série d'étirements afin de redonner en douceur leur longueur initiale à vos muscles raccourcis par les efforts fournis.
Commencez par étirer les muscles des mollets, puis ceux de l'avant et de l'arrière des cuisses, et attelez-vous ensuite à la poitrine, à la nuque, au bassin et aux lombaires.

Les mollets

- Faites une petite fente avant et appuyez-vous des deux mains à un tronc d'arbre. La jambe arrière est tendue, les deux talons posés au sol, les orteils pointés vers l'avant.
- Poussez les hanches vers l'avant et essayez de repousser l'arbre avec les bras tendus. La jambe arrière reste tendue, le talon au sol. Si vous ne sentez aucun étirement, reculez le pied arrière. 1
- Changez de côté.

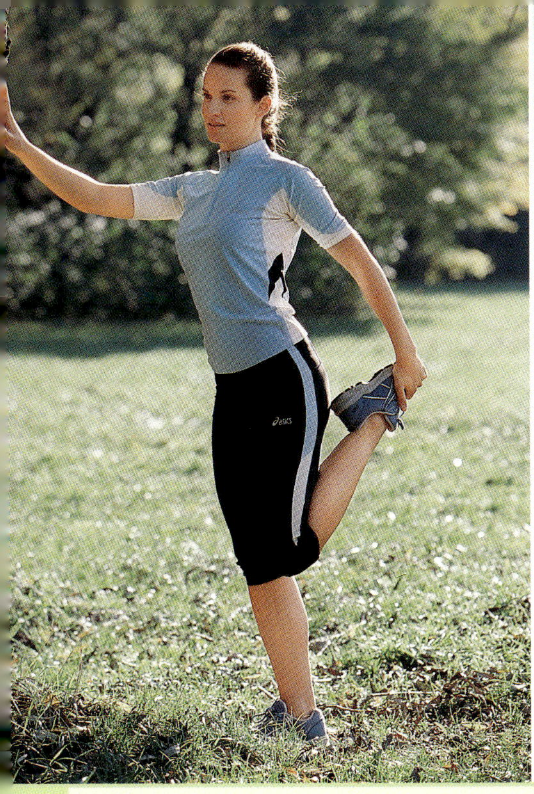

2 **2 fois en maintenant 15 secondes.**

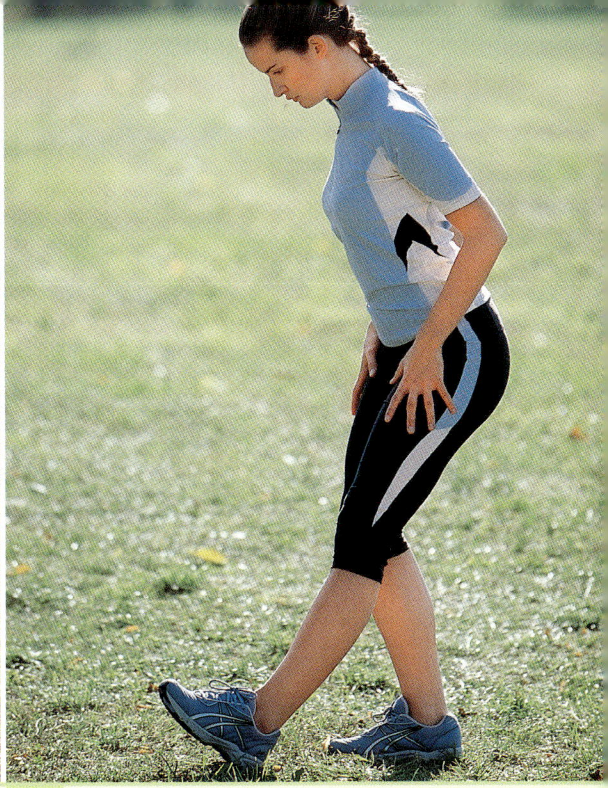

3 **2 fois en maintenant 15 secondes.**

L'avant des cuisses

- Mettez-vous debout à côté d'un arbre, les jambes légèrement fléchies, et prenez appui sur le tronc avec la main droite. Redressez le buste et contractez les abdominaux et les fessiers pour éviter de cambrer.
- Pliez la jambe gauche en arrière et saisissez le dessus du pied avec la main gauche.
- Tirez le pied vers les fesses avec la main jusqu'à ce que vous ressentiez l'étirement à l'avant de la cuisse. Poussez légèrement le bassin vers l'avant. 2
- Changez de côté.

L'arrière des cuisses

- Faites un pas en avant, puis soulevez les orteils et la plante du pied de façon que seul le talon repose au sol. Tendez doucement le genou, sans forcer. Si cela vous fait mal, gardez le genou légèrement fléchi.
- Basculez le bassin vers l'arrière, tirez les fessiers en arrière et fléchissez la hanche jusqu'à ce que vous sentiez l'étirement de l'arrière de la cuisse. Veillez à garder le dos bien droit et à ne pas cambrer. 3
- Changez de côté.

La poitrine

- Mettez-vous à une longueur de bras d'un arbre et saisissez latéralement le tronc d'une main à hauteur d'épaule. Le bras doit être bien tendu.
- Contractez fessiers et abdominaux pour ne pas cambrer, puis pivotez le buste dans la direction opposée à l'arbre jusqu'à ce que vous sentiez un étirement dans le bras et la poitrine. 4
- Changez de côté.

La nuque

- Mettez-vous debout, les jambes légèrement écartées, les genoux un peu fléchis.
- Laissez pendre les bras de chaque côté du corps.
- Penchez la tête en avant tout en tirant les omoplates vers le bas jusqu'à ce que vous sentiez l'étirement dans la nuque. 5

4 **2 fois en maintenant 15 secondes.**

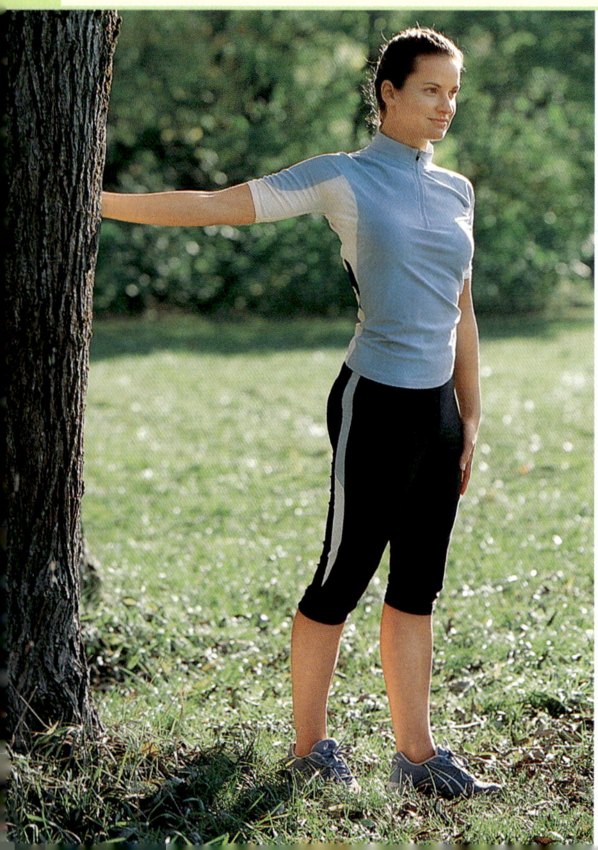

5 **2 fois en maintenant 15 secondes.**

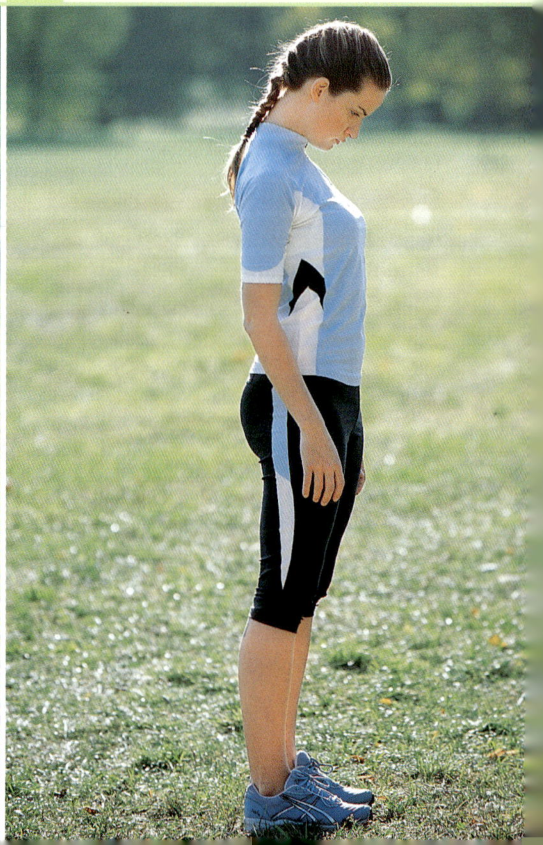

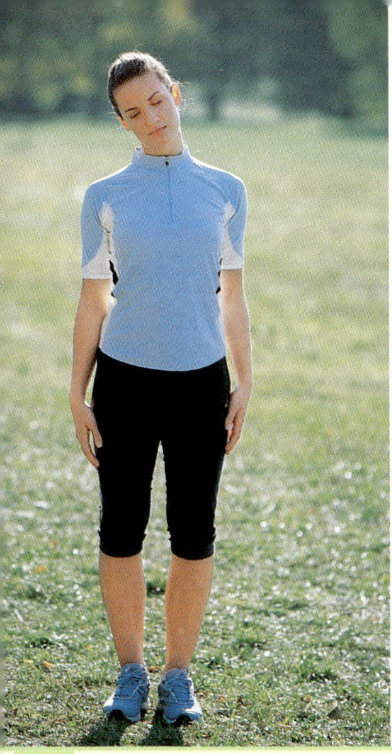

6 2 fois en maintenant 15 secondes.

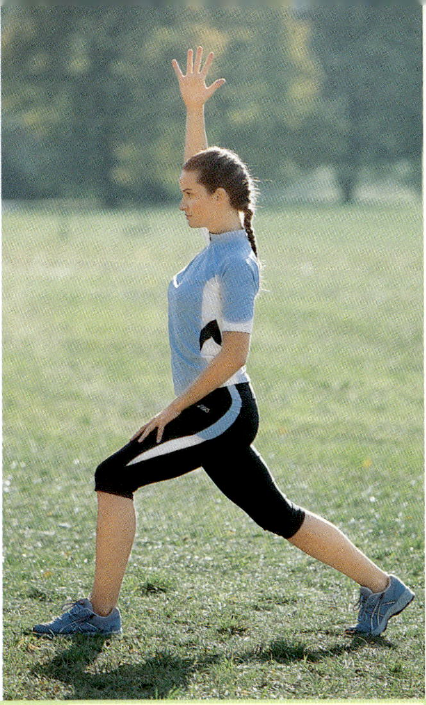

7 2 fois en maintenant 15 secondes.

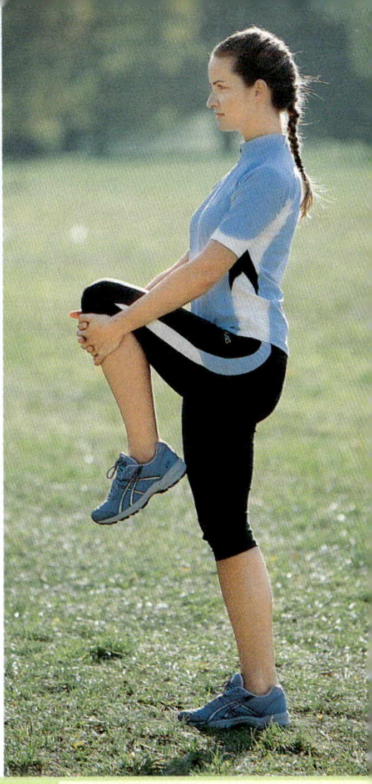

8 2 fois en maintenant 15 secondes.

Les côtés du cou

- En position debout, le dos droit, penchez la tête sur le côté. 6
- Tirez l'épaule et le bras opposés vers le bas jusqu'à ce que vous sentiez nettement l'étirement sur le côté du cou.
- Changez de côté.

Le bassin

- Faites une grande fente avant avec la jambe gauche.
- Redressez le buste et stabilisez-vous en posant la main gauche sur la cuisse gauche.
- Levez le bras droit tendu à la verticale, les doigts écartés.
- Contractez les fessiers et poussez la hanche droite vers le bas en tendant la jambe droite le plus loin possible vers l'arrière, jusqu'à ce que vous sentiez l'étirement dans la hanche. 7
- Changez de côté.

Les lombaires

- Fléchissez une jambe et tirez-la vers le haut jusqu'à la taille.
- Entourez le genou avec les deux mains.
- Poussez le genou vers l'avant à l'intérieur des mains, jusqu'à ce que vous sentiez l'étirement dans le bas du dos. Attention à garder le dos bien droit. 8
- Gardez la tête bien droite et regardez devant vous.
- Changez de côté.

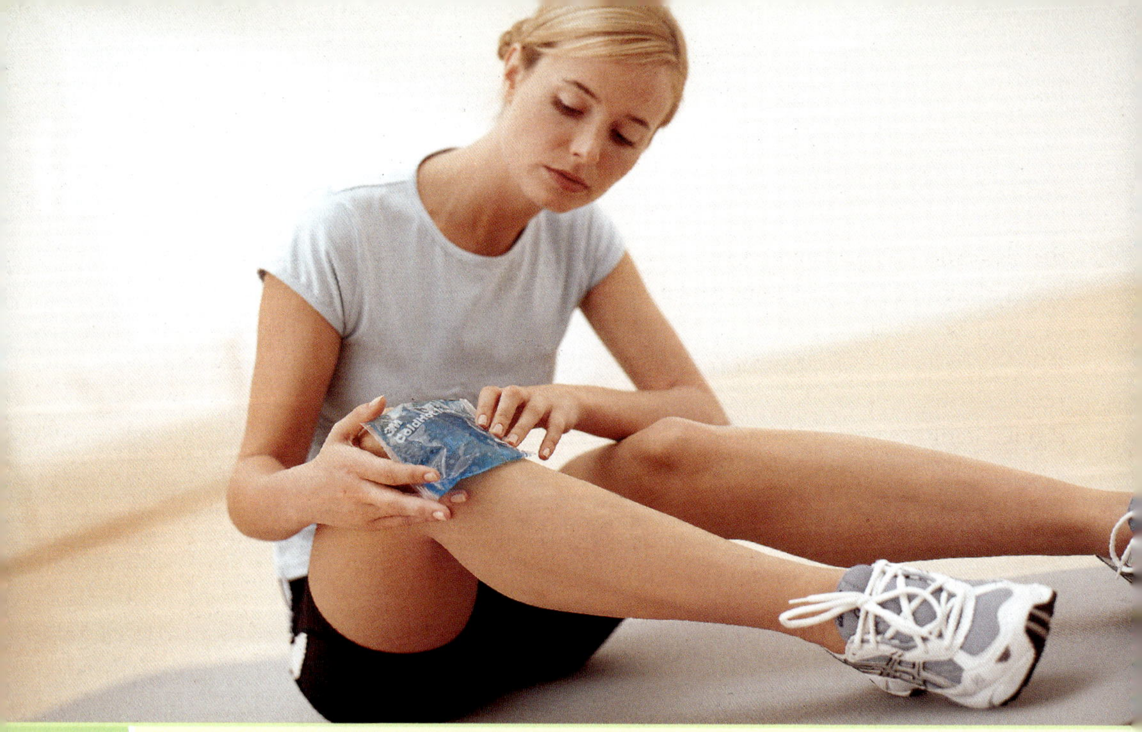

Premiers secours de A à Z

Même si la marche rapide n'est pas à proprement parler une activité à risque, elle peut dans certaines circonstances entraîner des blessures ou lésions typiques du sport. Courbatures et douleurs articulaires peuvent également survenir si vous avez trop forcé ou si vous progressez trop vite dans le programme. Sachez qu'une grande fatigue est aussi le signe que vous avez dépassé vos limites. Dans la plupart des cas, vous allez pouvoir éviter ou soulager vous-même ces petits tracas.

Très important : interrompez la séance dès que vous ressentez une douleur pour éviter tout mouvement ou sollicitation inutile. Rentrez chez vous et, si la douleur persiste malgré les soins que vous vous êtes prodigués, consultez un médecin.

Ampoules

Si vos chaussures ou chaussettes frottent, vous risquez de voir apparaître de douloureuses ampoules. Veillez donc à porter

des chaussures bien adaptées à votre pied et des chaussettes spéciales pour la marche ou la course à pied.
Pour que le liquide que contient l'ampoule puisse s'écouler, percez-la avec une aiguille stérilisée. Couvrez ensuite la lésion avec un pansement spécial ampoules (en pharmacie ou parapharmacie). Ces pansements permettent également de protéger préventivement les zones sensibles des risques d'ampoule.
Remède « maison » : déposez quelques gouttes d'huile essentielle de lavande sur le pansement avant de le coller sur l'ampoule, cela accélère le processus de guérison (mais attention à la posologie, reportez-vous aux précautions d'emploi).

Blessures

Blessures et saignements, survenant après une chute par exemple, s'accompagnent toujours de douleurs et de lésions cutanées. De plus, des corps étrangers type graviers, saletés, échardes ou éclats de verre peuvent pénétrer dans la blessure, ce qui engendre un risque d'infection.

Que faire ?

Bon nombre d'individus commencent par se sentir mal à la vue du sang. Pour éviter d'être sous le choc, asseyez-vous ou allongez-vous et respirez profondément par le ventre. Soulevez ensuite la partie du corps concernée pour arrêter le saignement. Si une fois rentré chez vous, la blessure saigne encore ou se remet à saigner, appliquez une compresse stérile, puis faites cesser le saignement avec un bandage de compression.
Si la blessure saigne longtemps ou si vous constatez la présence de corps étrangers, allez à la pharmacie ou consultez un médecin. Selon les circonstances, il se peut que l'on vous fasse un rappel de vaccin antitétanique.

Courbatures

Nombre d'individus croient encore que c'est l'acide lactique stocké dans les muscles qui provoque les courbatures. C'est faux. En fait, les courbatures résultent de l'apparition de fissures très fines dans les fibres musculaires. Ces microfissures sont certes douloureuses, mais pas dangereuses. En effet, si ces lésions sont réparées dans les deux jours qui suivent, les symptômes disparaissent.
Ne massez surtout pas les zones endolories, traitez-les uniquement en appliquant de la chaleur (avec une lampe infrarouge, en faisant un sauna ou en prenant un bain chaud par exemple) ou en exerçant une douce pression. Reprenez la marche rapide seulement une fois les douleurs disparues.
Les courbatures étant toujours la conséquence d'un entraînement trop intensif,

il est facile de les éviter : adaptez le programme de marche rapide à vos propres capacités et augmentez progressivement l'intensité.

Crampes dans les mollets

Si vous ne buvez pas assez ou si vous sollicitez trop vos mollets, vous risquez d'avoir à un moment ou un autre des crampes dans cette partie du corps. Pour les soulager, faites immédiatement des étirements (voir à partir de la page 34) et des massages relaxants.
Si vous êtes sujet à ce type de crampes, agissez préventivement en buvant suffisamment et éventuellement en prenant des cachets de magnésium.

> En buvant suffisamment, vous évitez bon nombre de problèmes divers.

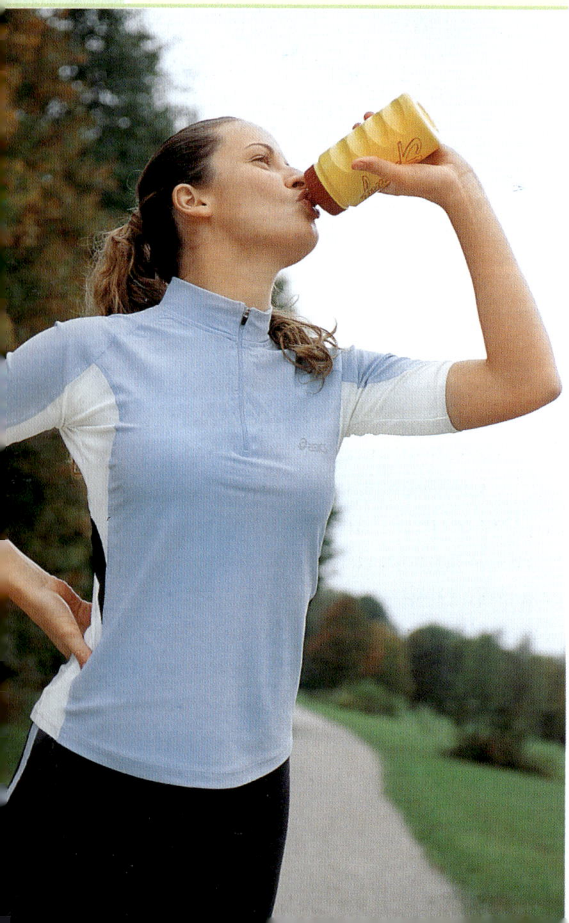

Douleurs articulaires et musculaires

Si vous ressentez une douleur aiguë dans une articulation, le genou ou la cheville par exemple, appliquez de la glace ou un pack réfrigérant enveloppé dans une serviette de toilette sur la zone douloureuse immédiatement après la séance.
Traitez en revanche les douleurs chroniques ou récurrentes avec du chaud : prenez une douche chaude, ou encore chauffez la zone douloureuse avec une lampe infrarouge ou un coussin chauffant. Si la douleur ne disparaît pas, ou si elle ne cesse de revenir malgré un entraînement contrôlé et des mesures préventives, consultez un médecin.

Douleurs au niveau du tibia

Les débutants doivent habituer les muscles de l'avant de la jambe aux sollicitations inhabituelles imposées par la marche

rapide. Là encore, de la glace ou un pack réfrigérant s'avèrent précieux pour soulager la douleur. Dans tous les cas, revoyez l'entraînement à la baisse, notamment en réduisant l'allure, pour laisser à vos muscles le temps de se développer lentement.Une douleur au niveau du tibia peut également s'expliquer par une mauvaise position de l'articulation du pied. C'est pourquoi il est essentiel de vérifier dans un magasin spécialisé que les chaussures que vous portez sont bien adaptées à la marche rapide.
À titre préventif, vous pouvez étirer les muscles de l'avant de la jambe en posant la pointe du pied au sol et en avançant lentement le pied.

Entorses, contusions et déchirures

Entorses, contusions et déchirures se traduisent par les symptômes suivants :

- douleurs,
- enflure,
- posture de protection,
- coloration de la peau,
- mouvements limités.

Si la douleur ne se calme pas, consultez un médecin pour vous assurer qu'il ne s'agit pas d'une fracture ou d'une rupture de tendon.

› Les comprimés de magnésium permettent d'éviter les crampes dans les mollets.

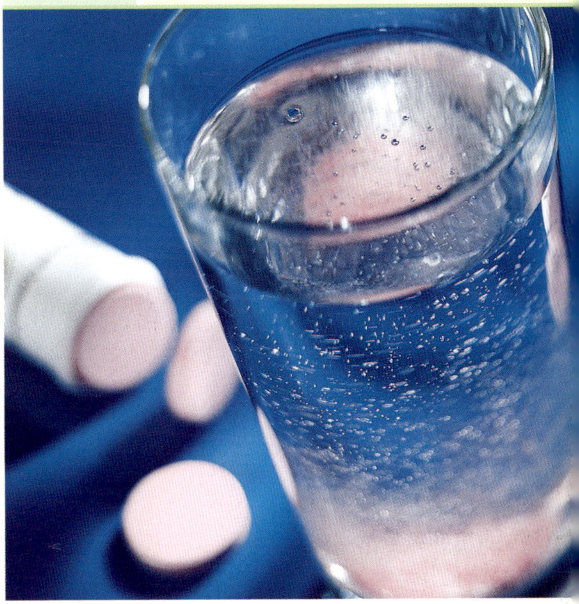

Premiers soins

Dans tous les cas, mettez la jambe en question au repos et effectuez un bandage de compression. Vous pouvez soulager une blessure fermée en appliquant de la glace ou un pack réfrigérant. Pour éviter le choc thermique, couvrez d'abord la peau avec un linge, ou bien enveloppez la glace dans une serviette ou un gant de toilette. Vous pouvez aussi essayer de calmer la douleur avec une compresse d'arnica. Plongez pour ce faire un linge dans un quart de litre d'eau additionné d'une cuillerée à soupe de teinture d'arnica, ou bien massez deux fois par jour la zone douloureuse avec un baume à l'arnica.

Flexions

Les meilleurs soins d'urgence sont bien sûr ceux dont on n'a pas besoin. Essayez d'anticiper pour éviter, dans la mesure du possible, les problèmes vous pouvez rencontrer :

- Marchez sur un chemin assez large, le plus régulier possible. Évitez les petits sentiers forestiers semés d'embûches.
- Choisissez un trajet bien éclairé (surtout en hiver).
- Portez des chaussures adéquates et une tenue fonctionnelle (voir à partir de la page 56).
- Renoncez à marcher dans des conditions météo extrêmes (très forte chaleur, gel ou pluie battante). Ces jours-là, entraînez-vous plutôt sur le tapis roulant d'un club de gym.
- Vérifiez que vous ne courez pas de risques inutiles (voir page 17).
- Surveillez votre pouls pendant la séance (page 62) et adaptez votre vitesse à votre condition physique. Ne forcez pas.
- Ne marchez ni trop souvent, ni trop vite, et accordez-vous des phases de repos suffisantes.

CONSEIL

TROUSSE DE PREMIERS SECOURS POUR LES MARCHEURS

Si vous voulez jouer la carte de la sécurité, vous pouvez préparer une trousse de premiers secours qui tient largement dans une banane.
Elle doit contenir :

- un pack réfrigérant que l'on active d'un simple geste (en pharmacie),
- des compresses stériles,
- des pansements individuels,
- des bandes de gaze,
- du sparadrap.

Points de côté

Si vous respirez trop violemment ou trop irrégulièrement, vous risquez d'avoir un point de côté. La cause en serait une irrigation insuffisante du diaphragme. Si vous avez un point de côté, arrêtez-vous en ralentissant progressivement le pas, puis faites quelques exercices respiratoires équilibrants, l'exercice « retrouver le calme » par exemple (voir page 107). En expirant à fond, vous éliminez le vieux dioxyde de carbone de votre organisme, ce qui vous permet d'absorber davantage d'oxygène à l'inspir suivant. Or, cet oxygène est fixé par le sang qui l'achemine vers les muscles où il vient compenser le déficit lié à l'effort.

Problèmes circulatoires

Les problèmes circulatoires survenant après une marche rapide sont généralement dus à un rythme trop soutenu et à un manque de liquide. En conséquence, contrôlez votre pouls pendant l'entraînement et buvez un demi-litre d'eau minérale avant la séance.
Si vous faites un parcours assez long ou s'il fait très chaud, je vous conseille de boire aussi pendant l'entraînement. Buvez environ 80 cl d'une boisson pas trop froide par heure, à petites gorgées. Pour ce faire, glissez une bouteille en plastique dans votre banane ou, mieux encore, une gourde à pipette dans votre sac à dos.

Comment identifier un problème circulatoire ?

Les premiers signes d'un problème circulatoire sont les suivants :

- peau blanche et froide ou rougie et chaude,
- pouls rapide, voire galopant,
- nausées,
- vertiges, anxiété,
- troubles de la conscience,
- sueurs froides,
- sensation de froid.

Accordez la plus grande importance à ces symptômes, car un trouble des fonctions vitales peut avoir de lourdes conséquences sur la santé, en raison du déficit d'oxygène qu'il entraîne.

Tiraillements dans les jambes

Si vos jambes vous tirent après une séance de marche rapide, c'est peut-être parce que vous avez trop forcé ou pas assez bu. Ne progressez pas trop vite dans le programme d'entraînement et n'oubliez pas de boire avant, pendant et après la séance. Veillez en outre à vous étirer suffisamment après la marche, car cela aussi évite l'apparition de ces sensations désagréables dans les jambes. Reportez-vous page 34 et suivantes pour trouver les exercices les plus appropriés.

CONSEIL

LES COMPRESSES D'EAU SALÉE

Si vous souffrez souvent de douleurs articulaires ou si vos articulations ont tendance à enfler, je vous conseille d'avoir toujours une compresse d'eau salée sous la main. Plongez un torchon dans de l'eau abondamment salée, essorez-le puis mettez-le au congélateur. Avantage : la glace salée fond plus lentement et donc refroidit plus longtemps la zone endolorie.

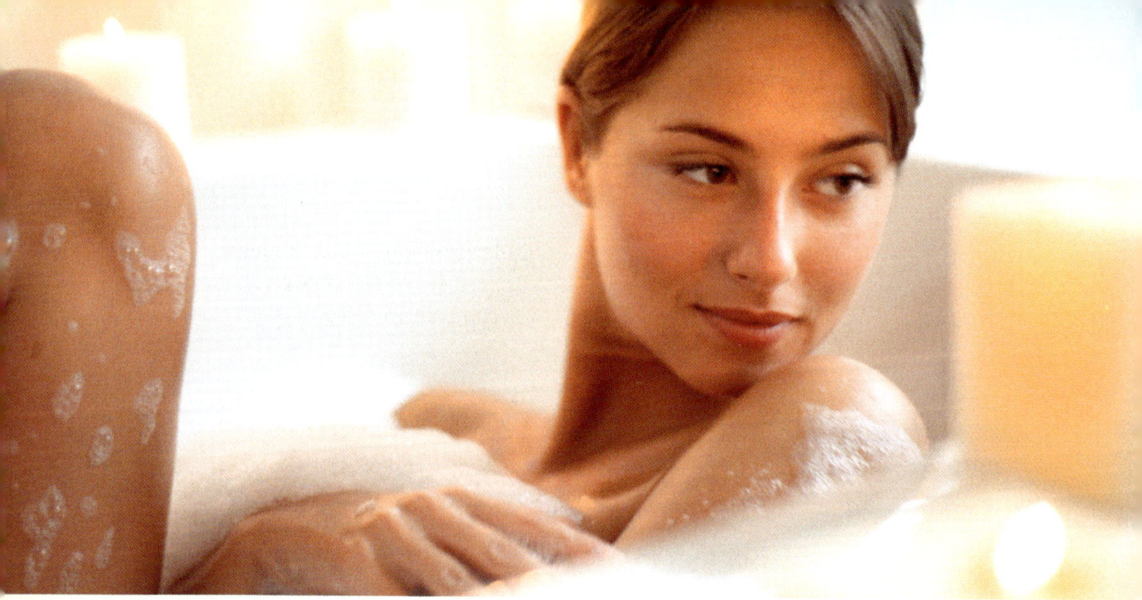

SOINS RELAXANTS

Même si vous marchez sans trop forcer et en respectant votre pouls optimal, vous ne tarderez pas à transpirer. C'est pourquoi je vous conseille de vous détendre et de vous rafraîchir après l'entraînement.

LES BIENFAITS DE LA DOUCHE OU DU BAIN

Attendez toujours un quart d'heure avant de prendre une douche ou un bain, laps de temps pendant lequel votre corps continue à transpirer. Sinon, vous risquez d'être à nouveau trempé de sueur peu après. Attention aussi à la température de l'eau : 36 °C est idéal. En effet, l'eau trop chaude dessèche la peau. Par ailleurs, votre douche ou votre bain sera encore plus rafraîchissant si vous choisissez un gel douche contenant des huiles essentielles vivifiantes, comme la citronnelle, la menthe ou le romarin. Encore quelques suggestions pour vous remettre sur pied : laissez couler l'eau tiède pendant quelques minutes le long de votre colonne vertébrale, ou encore prenez un bain relaxant.

UN PEU DE FRAICHEUR EN POUDRE

Si vous appliquez sur le corps un peu de poudre ou de talc rafraîchissant après la douche ou le bain, vous garderez tout au long de la journée une sensation agréable sur la peau. Versez la poudre dans un saupoudroir ou bien mettez-la tout simplement dans une boîte et utilisez une houpette.

Poudre pour le corps à la menthe

Versez un verre d'amidon de riz dans un bocal à bouchon vissé. Diluez 15 gouttes d'huile essentielle de menthe dans une cuillerée à café de vodka, puis versez-les goutte à goutte sur l'amidon. Bouchez le bocal et secouez-le vigoureusement. Secouez-le à plusieurs reprises pendant que la poudre sèche, de façon à éviter la formation de grumeaux, puis tamisez la poudre et transférez-la dans une boîte métallique.

SOINS DES JAMBES ET DES PIEDS

Si, après votre séance de marche rapide, vous avez les jambes lourdes et les pieds surchauffés, essayez les lotions rafraîchissantes ou les bains de pieds.

Bain de pieds anti-sudation

Versez 25 cl d'eau bouillante sur deux sachets de tisane de sauge, puis laissez infuser 10 minutes avant de diluer cette préparation dans un litre d'eau tiède. Faites ensuite tremper vos pieds pendant 10 minutes.

Lotion apaisante pour jambes et pieds lourds

Versez 2 à 3 gouttes d'huile essentielle de menthe et d'essence de menthol dans 3 cl de lait entier froid, mélangez bien puis frottez-vous les pieds avec cette préparation.

MASSAGES AROMATIQUES

Si vous souffrez de courbatures ou de tensions, un massage en douceur aux huiles essentielles pourra peut-être vous soulager. En effet, ces huiles ne se contentent pas de stimuler les sens, elles ont également une action physiologique. Pour préparer une huile de massage, ajoutez à 10 cl d'huile de jojoba quelques gouttes d'huiles essentielles pures (en pharmacie ou en boutique diététique).

Contre les douleurs musculaires et tendinites

Ajoutez 20 gouttes d'huile essentielle d'eucalyptus, 20 d'huile essentielle de teatree et 20 de clous de girofle à 10 cl d'huile de jojoba.

Contre les enflures

Ajoutez 20 gouttes d'huile essentielle de lavande et 20 d'arnica à 10 cl d'huile de jojoba.

Le B.A.-BA du massage

- Massez toujours en direction du cœur, donc toujours du bas vers le haut.
- Massez les jambes en faisant des mouvements amples, en évitant les parties génitales et les articulations.
- Ne massez pas trop fort, le massage doit rester agréable.

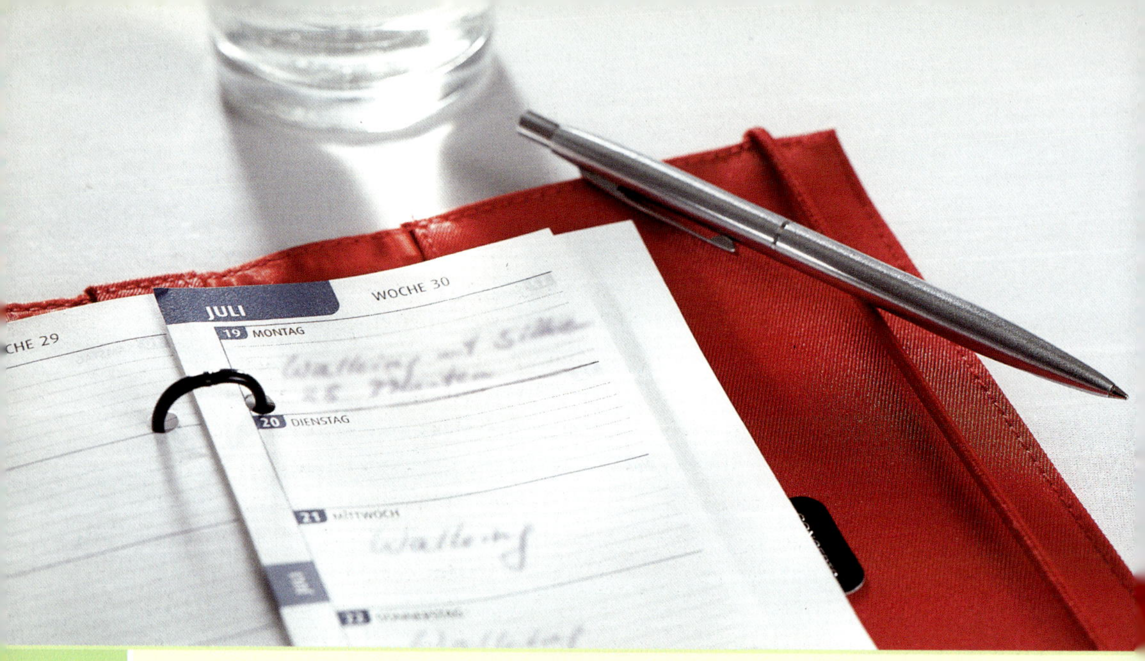

Programme d'entraînement pour la marche rapide

Lorsqu'on élabore un programme de marche rapide, il ne suffit pas de prendre en compte l'intensité de l'entraînement, car la durée et la fréquence jouent également un rôle décisif. En effet, seules une pratique régulière et des séances suffisamment longues ont un effet positif sur la santé. Nos muscles n'ont malheureusement aucune mémoire. De ce fait, si vous voulez améliorer votre condition physique ou perdre du poids en pratiquant la marche rapide, vous devez absolument marcher régulièrement. Attention toutefois : même si vous êtes très motivé, au cours des premières semaines notamment, ne forcez pas ! Adaptez progressivement la durée de votre entraînement à votre état général. Avec une progression plus lente, vos performances seront plus stables que si vous brûlez les étapes. N'oubliez pas non plus de vous accorder des pauses suffisantes entre les différentes séances d'entraînement. C'est la seule façon de régénérer votre organisme et de lui permettre de mettre en place des processus d'adaptation qui améliorent votre état de santé.

Le programme

Si vous n'avez plus fait de sport ni d'activité physique depuis des années, une seule séance hebdomadaire de marche rapide peut déjà avoir un effet positif sur votre bien-être. Sachez toutefois que deux à trois entraînements par semaine seront nécessaires pour donner un coup de pouce optimal à votre état général ou vous aider à brûler vos graisses.
Libre à vous ensuite de vous contenter de ces conseils de base puis de faire confiance à votre instinct, ou bien de suivre un programme ciblé afin de fournir un effort adéquat, ni trop important ni trop faible. Quoi qu'il en soit, respectez toujours le même mot d'ordre : progressez en douceur ! Les premiers temps, marchez deux fois par semaine pendant environ une demi-heure. C'est seulement lorsque votre organisme se sera un peu habitué à ces nouvelles sollicitations que vous pourrez augmenter le rythme et passer à trois, voire quatre entraînements hebdomadaires, et les prolonger de façon qu'ils durent jusqu'à une heure. Pour une vision plus précise de votre programme, reportez-vous page 50.

Prévoyez des temps de récupération

Après une heure de marche, vous ressentez généralement une fatigue agréable, mais aussi une chute de votre capacité de rendement. Pour que votre organisme puisse récupérer et retrouver son efficacité, il lui faut un peu de temps.
C'est seulement si vous la pratiquez en équilibrant effort et réconfort que la marche rapide est tonique et bénéfique. Pendant la phase de récupération le corps constitue en effet des réserves énergétiques supplémentaires qu'il pourra ensuite mobiliser pour améliorer ses performances lors de l'entraînement suivant. Résultat : votre endurance s'améliore.

Ne forcez pas trop !

Certes, vrais et faux débutants vont rapidement constater une amélioration de leurs capacités physiques. Méfiez-vous cependant : le système cardiovasculaire, de même que les nerfs et les muscles, s'adapte plus vite aux exigences de la marche rapide

IMPORTANT !

ALLURE ET DURÉE DE L'ENTRAÎNEMENT

L'intensité (vitesse) et la durée (distance parcourue) d'un entraînement de marche rapide sont inversement proportionnels. En d'autres termes, plus la distance parcourue est importante, plus vous devez réduire l'allure. Inversement, moins vous marchez longtemps, plus vous pouvez marcher vite.

que les tendons, les ligaments, les os et les cartilages, qui ont besoin d'une phase d'habituation plus longue.
Pour que le risque de blessure reste faible, respectez la règle suivante : démarrez en douceur, ne sollicitez pas trop votre corps au départ, et intensifiez progressivement votre entraînement au cours de la seconde phase. Ne raccourcissez pas vos entraînements une fois vos objectifs atteints en termes de distance parcourue, de vitesse et de fréquence, essayez plutôt de maintenir le cap sur une séance plus longue.

Respectez vos limites

Si vous vous entraînez en tenant compte de votre âge et de votre condition physique et en prévoyant des phases de repos suffisantes, il vous est quasiment impossible de trop forcer en pratiquant la marche rapide. Sachez toutefois que si vous sollicitez trop votre organisme, il vous enverra des signaux très clairs que vous devrez absolument prendre en considération.
Très important : ne vous mesurez pas aux autres, et ne vous fixez pas d'objectifs irréalistes, mais concoctez-vous votre propre programme d'entraînement. Soyez bien à l'écoute de votre corps, il sait ce qui est bon pour vous. Les douleurs articulaires, palpitations et courbatures sont par exemple autant de signaux qui annoncent clairement un surmenage physique. Dans ce cas, levez le pied et revoyez votre entraînement à la baisse.

Douleurs

Si des douleurs apparaissent pendant ou après une séance de marche rapide, c'est peut-être parce que vous avez trop forcé. Si vous avez mal aux articulations ou aux muscles, interrompez l'entraînement. Vous pouvez facilement soulager les douleurs aiguës ou contractures (voir pages 38 et suivantes), mais si elles ne s'estompent pas au bout d'un certain temps, consultez un médecin.

Douleurs articulaires éphémères

Des douleurs articulaires qui surviennent puis disparaissent pendant la séance de marche rapide indiquent que vous ne faites pas assez d'exercice dans votre vie quotidienne. Même si vous avez dans ce cas l'impression que l'activité qui est à l'origine de la douleur vous fait du bien, gardez ce problème présent à l'esprit et demandez éventuellement l'avis d'un médecin.

Refroidissements

En cas de refroidissement, si vous avez de la fièvre ou une inflammation aiguë, vous devez absolument renoncer à votre séance de marche rapide. Une infection bénigne se déroule généralement sans complication, mais si vous soumettez alors votre organisme à un effort trop violent, elle risque de se propager rapidement aux poumons ou au muscle cardiaque.

Lassitude et fatigue

Une grande fatigue ou lassitude peuvent être le signe d'un entraînement trop intensif. Si vous n'avez pas pris l'habitude de prévoir une phase de récupération suffisante entre deux séances de marche rapide, vous risquez un coup de pompe qui se traduit par une grande lassitude et un manque d'enthousiasme. Dans ce cas, interrompez votre entraînement le temps de reprendre des forces.

Programme pour les débutants

Le programme présenté page 50 a été spécialement conçu en fonction du potentiel des débutants, vrais ou faux. Il correspond aux résultats de la catégorie D du test de condition physique de la page 23. Si vous respectez le nombre de séances hebdomadaires de marche rapide, la durée et le pouls prévus par le programme, vous progresserez rapidement. Les fréquences cardiaques conseillées correspondent à un niveau de performances encore inférieur à la moyenne et au fait que vous devez tout d'abord vous habituer à ces nouvelles sollicitations.

Semaines 1 à 4

Pour adapter en douceur votre système cardiovasculaire aux efforts physiques que vous allez fournir, marchez avec une fréquence cardiaque correspondant à 60 % de votre pouls maximal (voir tableau c

POULS D'ENTRAÎNEMENT POUR LES 20 À 60 ANS

	Pouls maximal	Pouls d'entraînement		
Âge	100 %	80 %	75 %	60 %
20	200	160	150	120
25	195	156	146	117
30	190	152	143	114
35	185	148	139	111
40	180	144	135	108
45	175	140	131	105
50	170	136	128	102
55	165	132	124	99
60	160	128	120	96

En pratiquant deux fois par semaine pendant 15 à 30 minutes, vous ne vous surmènerez pas et ne solliciterez pas trop vos tendons et ligaments, de sorte que vous ne risquez pas de vous dégoûter de la marche rapide. Veillez, surtout au début, à appliquer la bonne technique de marche pour obtenir un effet optimal.

Semaines 5 à 8

Pendant les quatre semaines suivantes, continuez à vous entraîner avec un pouls à 60 % de votre pouls maximal. Cela vous permet de stabiliser pendant cette période le potentiel que vous aurez atteint pendant les semaines 1 à 4. Augmentez en revanche la durée et la fréquence des séances, de façon à pouvoir assurer deux à trois entraînements hebdomadaires de 30 à 45 minutes.

Semaines 9 à 12

À partir de la 9e semaine, augmentez le pouls d'entraînement jusqu'à ce qu'il atteigne 75 % de votre pouls maximal. À ce stade, le rapport entre la quantité d'oxygène absorbé et le volume consommé est optimal. Une sollicitation excessive est donc quasiment exclue. Marchez trois à quatre fois par semaine pendant 45 à 60 minutes.

À partir de la semaine 13

Au bout de 12 semaines de pratique, faites à nouveau le test d'endurance (voir à partir de la page 20). Vous allez certainement observer une amélioration de vos résultats : vous pouvez marcher plus vite et vous vous fatiguez moins qu'au début. Constater ces progrès est le meilleur moyen de rester motivé. Vous pouvez, si vous le souhaitez, poursuivre avec le programme pour les avancés.

Programme pour les avancés

Si, à l'issue du test de condition physique de la page 23, vous étiez dans la catégorie B ou C, vous pouvez démarrer la marche rapide en attaquant directement le pro-

INFO

PROGRAMME D'ENTRAÎNEMENT POUR VRAIS ET FAUX DÉBUTANTS

Semaines	**1–4**	**5–8**	**9–12**
Pouls optimal (pourcentage du Pouls maximal)	60 %	60 %	60–75 %
Durée de l'entraînement par séance (en minutes)	15–30	30–45	45–60
Nombre de séances hebdomadaires	2	2–3	3–4

gramme pour avancés. Attention toutefois, même si vous êtes très motivé, respectez les consignes sur la durée, le nombre des séances hebdomadaires, et le pouls d'entraînement.

Semaines 1 à 4

Vous avez déjà suffisamment d'endurance pour marcher dès le début deux à trois fois par semaine. Commencez à un rythme modéré, avec un pouls correspondant à 60 % de votre pouls maximal, mais cette fréquence doit atteindre 75 % au plus tard à la fin de la 3e semaine. Pas de problème si au début vos séances durent seulement 20 minutes, mais augmentez progressivement leur durée de façon à marcher pendant 45 minutes d'ici la 4e semaine.

Semaines 5 à 8

Au cours de cette phase, augmentez la durée et la fréquence de vos séances de marche rapide, de façon à marcher trois à quatre fois par semaine pendant 30 à 45 minutes. Le pouls reste toutefois inchangé, et correspond si possible à 75 % de votre pouls maximal.

Semaines 9 à 12

Entre la 9e et la 12e semaine, vous continuez à marcher avec un pouls égal à 75 % de votre pouls maximal, mais augmentez la durée des séances de 45 à 60 minutes, puis leur nombre, pour passer de trois à cinq entraînements par semaine.

À partir de la semaine 13

Au bout de 12 semaines de pratique, faites à nouveau le test d'endurance (voir à partir de la page 20). Les résultats vous classent vraisemblablement dans la catégorie A. Cela ne signifie pas pour autant que vous ne pouvez pas continuer à marcher comme avant. Cependant, vous pouvez aussi, si vous le souhaitez, essayer le Power Walking, la marche nordique ou une version douce de la course de fond (voir à partir de la page 73).

INFO

PROGRAMME D'ENTRAÎNEMENT POUR AVANCÉS

Semaines	1–4	5–8	9–12
Pouls optimal (pourcentage du Pouls maximal)	60–75 %	75 %	75 %
Durée de l'entraînement par séance (en minutes)	20–45	30–45	45–60
Nombre de séances hebdomadaires	2–3	3–4	3–5

COMMENT RESTER MOTIVÉ

« Je marche parce que j'aime ça et parce qu'après je me sens en pleine forme ! ». Avec un tel état d'esprit, on se lance forcément vraiment à fond dans l'activité. Cependant, tout le monde n'est pas aussi enthousiaste. Qui n'a jamais ressenti une petite chute de motivation ? Si vous y êtes sujet, les astuces ci-dessous pourront peut-être vous aider à vous ressaisir !

COUCHE-TARD OU LÈVE-TÔT ?

Si vous avez du mal à sortir du lit, marcher avant votre journée de travail va représenter un énorme effort. Inutile d'aller contre nature : programmez dans ce cas vos séances de marche rapide en soirée. Inversement, si vous manquez terriblement d'énergie le soir, marchez plutôt le matin. Essayez dans tous les cas de pratiquer toujours à la même heure pour que votre organisme s'y habitue et prépare ses réserves énergétiques en conséquence.

PETITS RITUELS

Concoctez-vous vos propres rituels et associez la marche rapide à certains éléments agréables. Faites par exemple votre parcours le matin avant le petit-déjeuner, puis passez chez le boulanger acheter du pain frais. Inversement, si vous marchez en fin de journée, faites-vous couler un bon bain en rentrant, pour éliminer les dernières traces du stress quotidien.

CHANGER DE TRAJET

Faire et refaire jour après jour le même parcours, voir et revoir les mêmes visages, cela n'est pas forcément très exaltant... En marche rapide, rien ne vaut un nouveau trajet pour renouveler un peu l'exercice. Pourquoi ne pas vous préparer un nouvel itinéraire pour le week-end par exemple ?

CHERCHER DES PARTENAIRES

Lorsqu'on marche à une allure modérée, on peut discuter sans problème. Alors on ne voit plus le temps passer ! De plus, on a moins tendance à se laisser aller, pour ne pas laisser tomber son partenaire. Vous pouvez aussi rejoindre un groupe déjà constitué de marcheurs.

MARCHER EN MUSIQUE

La musique aide à oublier les soucis quotidiens et donne un nouvel élan. Alors enfoncez vos écouteurs dans vos oreilles, lancez votre musique préférée et c'est parti ! Sachez qu'il existe même des musiques à trois temps spécialement conçues pour le jogging ou la marche rapide. Elles aident à trouver son rythme, tant pour la marche que pour la respiration, et à le garder : on inspire sur trois pas, et on expire sur les trois pas suivants.

MARCHER AVEC SON CHIEN

Le meilleur moyen de rester motivé pour la marche rapide consiste à marcher avec un chien. L'animal a pour sa part toujours envie de sortir (de toute façon, il en a besoin), qu'il vente ou qu'il pleuve. Si vous n'avez pas de chien vous-même, vous avez sûrement des amis qui seront ravis de ne pas avoir à sortir le leur plusieurs fois par semaine.

TENIR UN JOURNAL DE MARCHE

Écrivez ce que vous vivez en marchant, notez vos performances. Peut-être pas chaque fois, mais de temps à autre. Si un jour vous n'êtes pas d'humeur à aller marcher, feuilletez votre journal. Qu'avez-vous réussi à faire ces derniers temps ? La durée ou le nombre de vos séances hebdomadaires, ainsi que votre pouls, ont-ils évolué ? Avez-vous perdu du poids ? À la lecture de tous ces petits progrès, vous aurez sans doute à nouveau envie de marcher.

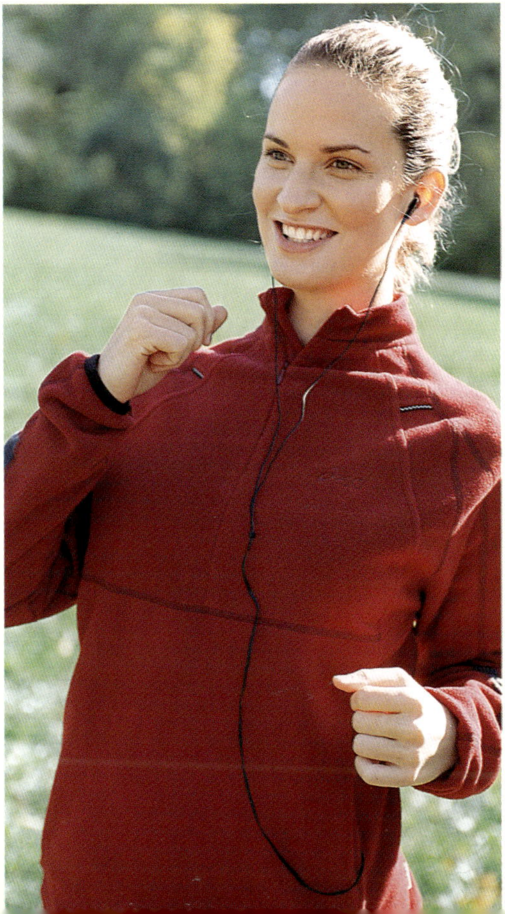

UN RENDEZ-VOUS PERSONNEL

Ne voyez pas vos séances de marche rapide comme une contrainte pesante, mais comme un rendez-vous avec vous-même, une heure que vous consacrez à vous faire du bien. Programmez ce moment dans votre journée comme si vous deviez retrouver des amis : notez-le dans votre agenda et respectez cet engagement.

Entraînement en salle sur tapis de course

Lorsque la météo n'est pas très clémente, ou si l'obscurité vous gêne, une bonne alternative à la marche rapide en plein air consiste à s'entraîner en salle sur un tapis de course. La plus grande différence tient à ce qu'au lieu de vous déplacer, vous marchez sur place sur un support déroulant. Votre allure dépend de la vitesse de déroulement de la bande, que vous programmez en début de séance, mais que vous pouvez modifier à tout moment en cours d'entraînement, en appuyant sur un bouton, selon que votre pouls est trop lent ou trop rapide.

Grâce aux tapis de course des salles de gym, vous pouvez marcher au sec par mauvais temps.

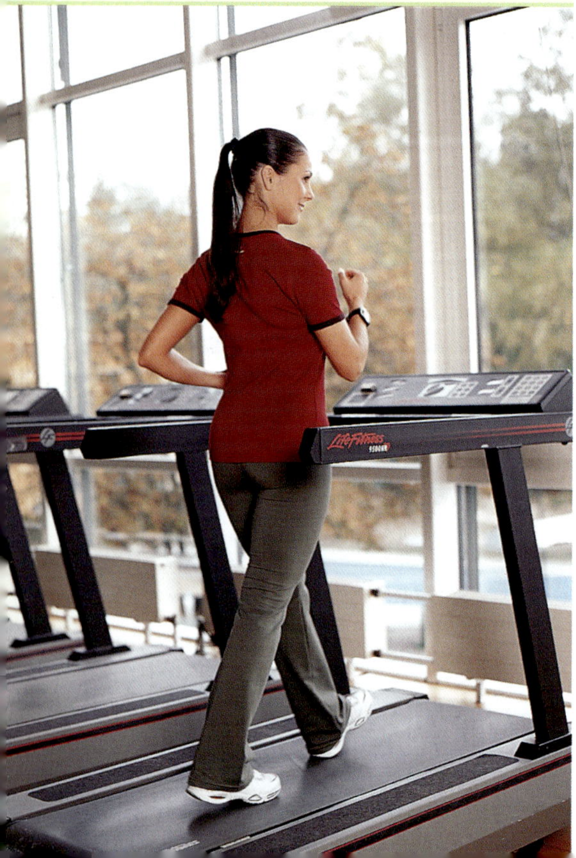

Posture et mouvement

Les règles à observer pour la marche sur tapis roulant sont similaires à celles que l'on applique pour la marche rapide en plein air. Il vous suffit en effet de calculer la vitesse de la bande de roulement qui vous permet de marcher avec un pouls d'entraînement optimal. Balancez vos bras comme vous le feriez à l'extérieur, et respirez aussi de la même façon. En revanche, renoncez à prendre de l'élan en repoussant le sol avec les orteils en raison de l'instabilité du support. Marchez en restant détendu pour bien garder le rythme, et veillez à porter de bonnes chaussures qui amortissent bien votre poids sur cette surface relativement dure.

Équipement technique

Si vous marchez sur un tapis de course, inutile de vous procurer un pulsomètre. En effet, l'appareil est équipé d'un récepteur qui reçoit les signaux émis par la ceinture pectorale, puis les affiche directement sur un écran sur lequel vous pourrez lire la durée de votre séance d'entraînement, la vitesse de déroulement de la bande, ainsi que la pente des trajets fictifs et la quantité de calories consommées.

Avantages de ce type d'entraînement

Comme dans toute bonne salle de gym qui se respecte on vous confiera toujours à un coach, la marche sur tapis de course est idéale pour tous ceux qui doivent s'entraîner en surveillant de près leur fréquence cardiaque. Cette forme d'entraînement est également optimale pour le Power Walking et pour se préparer à la compétition car on connaît très précisément le temps passé, la distance parcourue et la vitesse. En outre, en salle, il est très facile de bavarder avec la personne qui s'entraîne sur le tapis de course voisin. Enfin, la plupart des salles diffusent de la musique et font défiler des paysages sur des écrans pour éviter ennui et lassitude.

Test de marche rapide sur tapis de course

Si vous découvrez la marche sur tapis, prenez le temps de vous familiariser avec ses spécificités. Dès que vous êtes suffisamment en forme pour marcher pendant 15 à 20 minutes à une vitesse de six à huit kilomètres à l'heure, vous pouvez faire le test de marche rapide de deux kilomètres. Programmez le tapis de course et couvrez cette distance en marchant le plus vite possible, puis notez le temps que vous avez mis pour le faire et votre pouls à l'arrivée.
Comparez ces résultats avec ceux du test d'endurance des pages 20 et suivantes. Si vous tombez dans la catégorie A, vous pouvez démarrer votre entraînement avec une intensité plus grande (en jouant sur la pente fictive du trajet pour marcher en montant par exemple). Si vous êtes dans la catégorie E en revanche, demandez conseil à un moniteur qui vous proposera un programme pour débutants.

ATTENTION AUX FAUX PAS !

IMPORTANT !

Si vous n'avez pas l'habitude de marcher sur un tapis, sachez que l'instabilité du support en mouvement est un facteur de risque. Pour éviter de trébucher, de tomber, voire de vous blesser, le mieux est de bien régler la vitesse de déroulement de votre tapis et de rester bien concentré pendant votre séance de marche rapide.

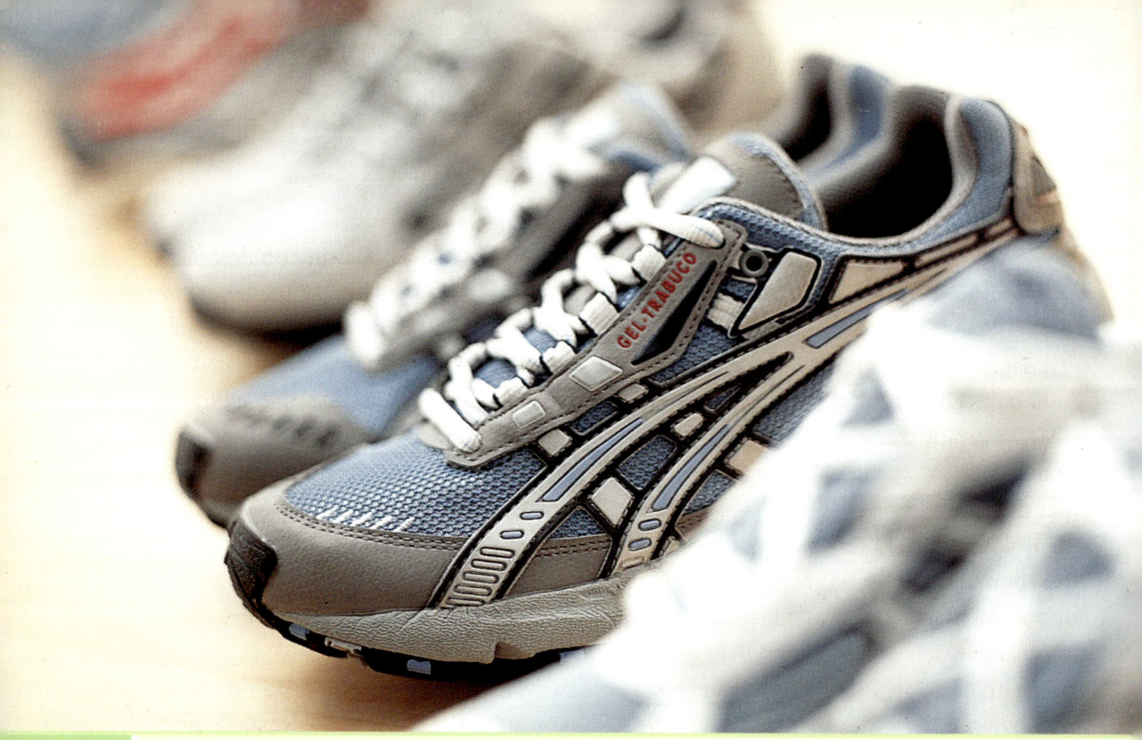

Guide pour l'achat de l'équipement de base

Hormis les chaussures, l'élément essentiel de l'équipement, la marche rapide ne nécessite aucun autre investissement coûteux. Il vous suffit en effet de porter de bonnes chaussures et une tenue en textiles fonctionnels. Il existe toutefois des vêtements et quelques accessoires spécialement conçus pour ce sport qui facilitent l'entraînement, le rendent plus agréable, ou en tout cas peuvent redonner un peu d'élan. Pour ce qui est des chaussures, soyez intransigeant, car elles constituent la base de tout bon équipement de marche rapide et permettent d'éviter d'éventuelles lésions des ligaments et des articulations. Une bonne chaussure de marche rapide a été mise au point par son fabricant sur la base d'une analyse précise du déroulé du mouvement au niveau de la jambe, de l'articulation tibio-tarsienne et du pied, afin de vous offrir une stabilité et un amortissement optimaux.

Des chaussures sur mesure

En dépit de leur degré élevé de sophistication, les chaussures de jogging ou de marche rapide d'aujourd'hui sont légères, tout en garantissant au pied, qui ne compte pas moins de 26 os et 40 articulations, un déroulé le plus naturel possible. En effet, une bonne chaussure ne doit pas limiter le mouvement, mais l'accompagner au cours de chacune des phases.

La chaussure doit amortir suffisamment aux bons endroits ainsi que guider et stabiliser le pied. C'est seulement ainsi qu'elle peut contribuer à mobiliser tout le potentiel du sportif, tout en limitant les risques de blessure. Ainsi, une semelle asymétrique légèrement biseautée assure un déroulé en douceur du pied dès le premier contact avec le sol. À l'avant, les encoches latérales séparent la semelle en plusieurs zones et guident le pied vers un déroulé le plus naturel possible. Les nouveaux systèmes à base de gel placés de façon très précise au niveau du talon ou de la pulpe du pied amortissent les chocs et répartissent les forces qui sollicitent les articulations lorsqu'on pose le pied au sol puis lorsqu'on prend appui.

La semelle interne soutient la voûte plantaire en position debout et amène le pied dans la position idéale pendant l'appui. Elle fait également en sorte que le centre de gravité du corps s'abaisse moins lors du déroulé du pied en cas de rotation interne

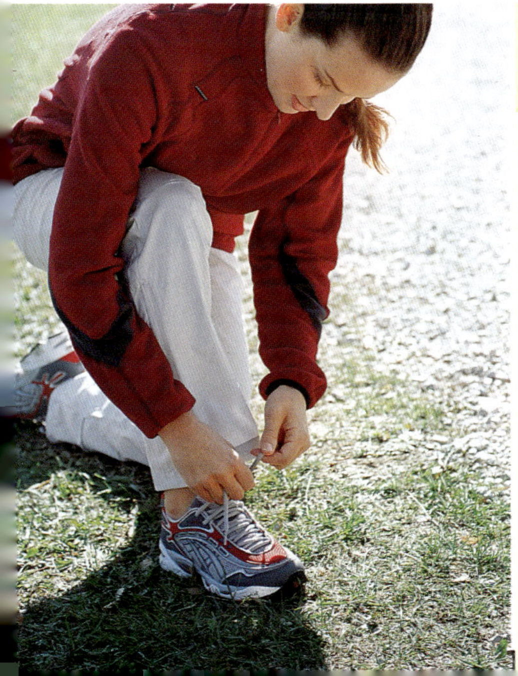

CHAUSSURES DE MARCHE OU DE COURSE ?

INFO

Si vous pratiquez le Power Walking, la marche rapide sur terrain dur, ou encore si vous êtes en surpoids, l'idéal est de porter des chaussures de jogging légères qui amortissent bien les chocs. Dans tous les autres cas, optez plutôt pour des chaussures spécialement conçues pour la marche rapide, plus spacieuses dans la partie avant, car les orteils sont plus fortement écartés dans ce sport que dans la course de fond. Ces modèles sont en outre dotés d'un talon biseauté et d'une semelle intermédiaire spéciale, qui favorisent particulièrement bien le déroulé du pied.

extrême (hyperpronation du pied ou pied-plat), ce qui vous permet d'économiser de l'énergie. Enfin, la semelle externe est antidérapante pour limiter les risques de glissement.

L'achat des chaussures

Lorsque vous allez choisir vos chaussures de marche rapide, veillez surtout à ce qu'elles conviennent à la forme et à la position de votre pied. Dans certains magasins spécialisés, on analysera votre pied au repos et en activité sur un tapis de course à l'aide d'une installation vidéo. Cela permettra au vendeur de savoir si vous marchez en appuyant sur le bord extérieur (en supination) ou intérieur (en pronation) du pied, ou tout simplement en posant le pied à plat.

CHECK-LIST

CINQ POINTS CLÉS POUR ACHETER DES CHAUSSURES DE MARCHE RAPIDE

- Prenez toujours le temps d'essayer plusieurs modèles.
- Achetez-les dans un magasin spécialisé, en faisant éventuellement une analyse vidéo de vos pieds.
- Vérifiez que les chaussures sont adaptées à votre morphologie personnelle.
- Achetez toujours vos chaussures un peu trop grandes.
- Assurez-vous qu'elles sont dotées d'un bon système amortisseur.

La bonne taille

Achetez toujours vos chaussures de marche rapide un peu grandes, afin d'avoir un peu de marge à l'avant. En effet, en marchant, les pieds s'échauffent et s'étalent. S'ils manquent de place, ils risquent de frotter contre la chaussure, ce qui fait apparaître de douloureuses ampoules. En règle générale, il faudrait pouvoir glisser un pouce entre le gros orteil et le bord de la chaussure.
Essayez les chaussures avec les chaussettes que vous allez porter pour marcher.
Courez un peu dans le magasin. Vérifiez que la chaussure est bien adaptée à votre morphologie au niveau du talon et de la partie la plus large du pied, et que vous ne nagez pas dedans. Si la chaussure appuie quelque part, remettez-la illico en rayon et essayez un autre modèle.
Sachez enfin qu'il existe des chaussures de marche rapide à revêtement imperméable ou hydrofuge, qui vous permettent de garder les pieds secs en tous temps.

Quel type de pied avez-vous ?

Pour connaître en un clin d'œil et à coup sûr votre type de pied, certains magasins de sport vous proposeront d'analyser la forme de votre pied. Après avoir posé une empreinte sur une plaque spéciale, on vous dira alors si vous avez le pied normal, plat, étalé ou creux.

Cela dit, vous pouvez aussi déterminer assez facilement votre type de pied vous-même. Mettez-vous debout, les pieds mouillés, sur un support absorbant, du papier buvard par exemple, et prenez l'empreinte de vos deux pieds pour plus de sécurité.

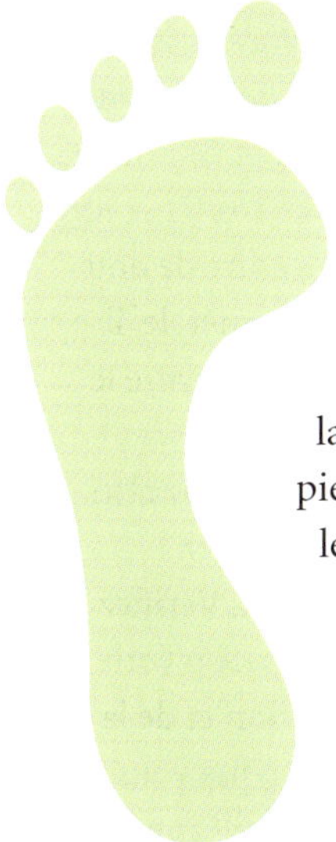

Pied normal

Sur le support, l'image laissée par l'avant du pied, la partie médiane et le talon forme un tout, alors que la voûte plantaire n'a pas laissé d'empreinte. Lorsqu'ils marchent ou courent, les individus qui ont les pieds normaux appuient d'abord sur le bord externe du talon, qu'ils pivotent ensuite légèrement vers l'intérieur autour de l'axe longitudinal pendant qu'ils déroulent le pied. Ceci assure une bonne stabilité et un amortissement équilibré. Dans ce cas, la chaussure idéale est stable, avec le bord interne légèrement arqué.

Pied-plat ou étalé

Dans ce cas, la voûte plantaire est affaissée, voire inexistante, de sorte que l'empreinte couvre pratiquement toute la plante du pied. L'hyperpronation du pied pendant son déroulé est caractéristique de ces individus. Pour compenser cette malformation, les chaussures doivent apporter l'amortissement et la stabilité qui font naturellement défaut. Une solution consiste à ajouter une semelle intermédiaire renforcée sur la face interne qui soutient la voûte plantaire et empêche ainsi que le pied pivote trop autour de l'axe longitudinal pendant la marche.

Pied creux

La voûte plantaire est tellement accentuée que toute la partie médiane du pied n'apparaît pas sur l'empreinte. Même lorsqu'ils marchent ou courent, les individus aux pieds creux touchent à peine le sol avec le bord externe de la partie médiane du pied, de sorte que leur pied ne pivote pas vers l'intérieur en se déroulant.

De ce fait, ni les chocs, ni même les simples pas ne sont amortis. Pour compenser, ils doivent porter des chaussures de marche très souples, dotées d'un système amortisseur particulièrement performant. L'idéal est qu'elles comportent une semelle intermédiaire dure sur sa face externe et souple sur sa face interne.

La bonne tenue pour marcher

Pour marcher ou courir, portez toujours des vêtements fonctionnels. Contrairement au coton, en effet, les microfibres n'absorbent pas l'humidité (qu'il s'agisse de sueur ou d'eau de pluie), mais la rejettent aussitôt. La tenue idéale protège du vent, tout en laissant sortir la chaleur excédentaire du corps. En empêchant la condensation de vous refroidir et en laissant la peau toujours sèche et agréablement chaude, elle fait donc office de régulateur thermique.

CHECK-LIST

LES POINTS CLÉS DE LA TENUE DE MARCHE RAPIDE

- Si vous voulez investir dans une tenue de marche sportive, achetez des sous-vêtements, des polos et des pantalons en microfibres, un vêtement de pluie en matière respirante et imperméable, une casquette, un bandeau et des gants.
- Habillez-vous toujours plutôt trop légèrement que trop chaudement pour éviter les coups de chaleur.
- Superposez les couches de vêtements, selon le principe des pelures d'oignon.

L'équipement de base

Si vous commencez juste la marche rapide, équipez-vous petit à petit. Pour démarrer, il vous suffit de porter des vêtements confortables et aérés. Ne vous habillez surtout pas trop chaudement car vous risqueriez un coup de chaleur qui ferait rapidement chuter vos performances. Le mieux est d'appliquer le principe des pelures d'oignon et de superposer plusieurs couches, que vous pourrez retirer l'une après l'autre si besoin est. Assurez-vous que toutes sont en matières « respirantes ».

Spécial femmes

Faut-il porter des pantalons amples ou serrés pour la marche rapide ? Tout dépend de vos cuisses… Si elles frottent l'une contre l'autre lorsque vous marchez, optez plutôt pour un caleçon collant afin de ne pas irriter la peau sensible de l'entrecuisse. Autre point important pour les femmes : que vous ayez une petite ou une grosse poitrine, portez toujours un soutien-

gorge de sport pour bien protéger vos seins et tissus mammaires des secousses. Si vous avez une forte poitrine, prenez plutôt un modèle renforcé. Sinon, le choix vous appartient.
Voici tout de même quelques éléments à prendre en compte :

- Le soutien-gorge ne doit pas être trop grand, il doit au contraire être bien en place sur la cage thoracique, sans serrer ni frotter. Pour le tester, levez les bras au-dessus de la tête et courez sur place. Si le soutien-gorge frotte ou n'est pas confortable, c'est qu'il ne convient pas.
- Aucun bouton, crochet ou fermeture Éclair ne doit appuyer sur la peau.
- Vérifiez que le soutien-gorge est suffisamment élastique et qu'il ne gêne pas la respiration.

Mauvais temps ? Connais pas !

À l'exception des conditions météorologiques extrêmes comme le verglas, il est tout à fait possible de se protéger du froid ou de la pluie, à condition de choisir une tenue appropriée. Par temps gris et humide, portez un coupe-vent imperméable et respirant. Un capuchon, un bandeau ou une casquette sont utiles pour limiter les déperditions de chaleur, car nous pouvons éliminer par la tête jusqu'audeux tiers de notre chaleur corporelle.
Si vous avez tendance à avoir froid aux mains, portez des gants fins conçus pour être aussi coupe-vent. En cas de brouillard, s'il fait nuit ou presque, ou encore dans les zones à faible visibilité, vous serez plus en sécurité avec un gilet de signalisation ou en équipant votre veste de réflecteurs.

Chaussettes

Si vous avez des ampoules, vérifiez tout d'abord que vos chaussures ne sont pas trop petites. Si ce n'est pas le cas, essayez de porter des chaussettes spécialement conçues pour la marche : elles n'ont pas de coutures, ce qui réduit les frottements.

> Avec les textiles fonctionnels respirants, vous aurez agréablement chaud, même en hiver.

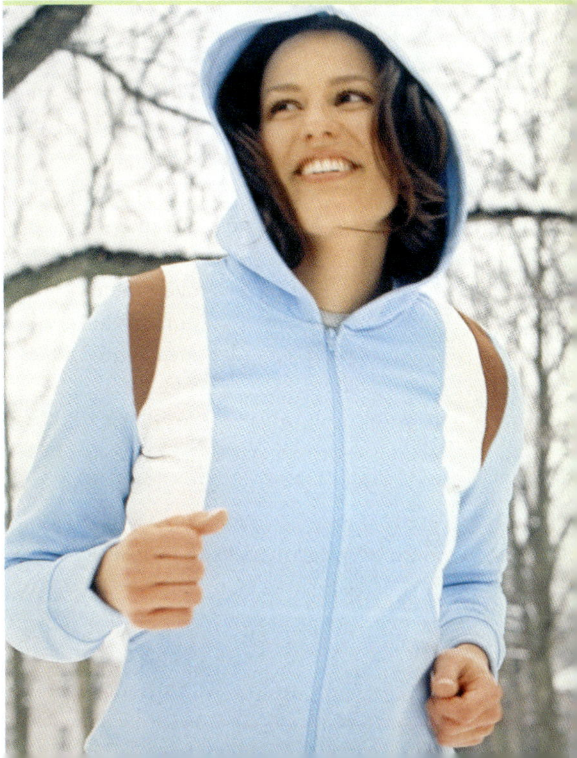

De plus, comme tous les autres vêtements fonctionnels, elles sont respirantes, de sorte qu'elles éliminent rapidement l'humidité.

Appareils de mesure du rythme cardiaque

Il est presque impossible de mesurer sa fréquence cardiaque manuellement en pratiquant la marche rapide. De plus, le pouls ralentit dès qu'on s'arrête. Ainsi, que la mesure enregistrée soit plus lente pour l'un ou plus rapide pour l'autre, ce n'est jamais la bonne.
Si vous tenez à avoir une mesure précise, utilisez un cardiofréquencemètre.

La sangle pectorale du cardiofréquencemètre se fixe à hauteur du cœur.

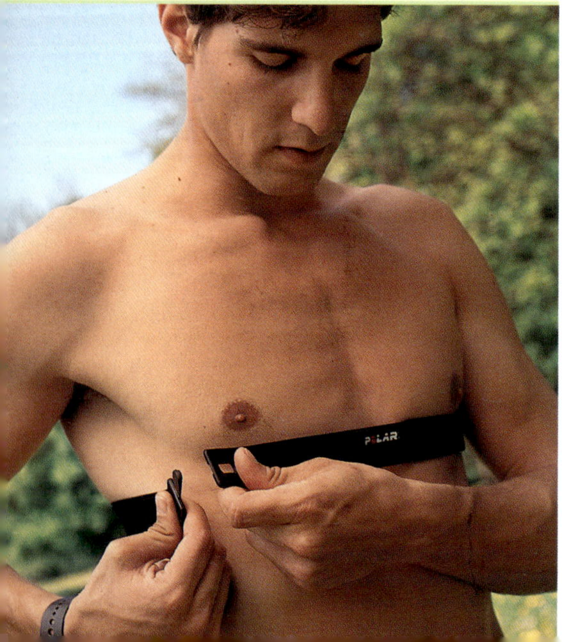

Une sangle pectorale envoie les impulsions émises par le cœur lorsqu'il se contracte directement, sans fil, au pulsomètre correspondant, sur l'écran duquel vous pouvez lire votre fréquence cardiaque tout en marchant. Vous pouvez donc réagir immédiatement en ralentissant ou en accélérant le pas dès que votre pouls est trop rapide ou trop lent. Pour connaître votre pouls d'entraînement idéal, reportez-vous page 49.

À la pointe de la technologie

Les pulsomètres modernes vous permettent de déterminer votre niveau d'entraînement avant une séance, en délimitant une fourchette de fréquence cardiaque (de 120 à 140 par exemple). Si vous marchez trop lentement ou trop vite (c'est-à-dire si votre pouls est trop lent ou trop rapide), le pulsomètre émet un signal sonore, ce qui vous permet de rectifier votre allure. De plus, la plupart des cardiofréquencemètres ont aujourd'hui de multiples fonctions : paramétrage de la durée de la séance, enregistrement de l'heure des entraînements et du pouls moyen et chronomètre.
Outre ces fonctions de base, certains modèles de luxe peuvent personnaliser le niveau de votre entraînement sur la base de la forme physique que vous avez ce jour-là. D'autres calculent le nombre de calories consommées, avec la proportion

de graisses brûlées. Certains appareils permettent même de se couper des parasites émis par les appareils des autres marcheurs, (pratique si vous vous entraînez en ville).

En musique, c'est plus sympa !

La musique donne des ailes, elle aide un grand nombre d'individus à lâcher prise et à refaire le plein d'énergie y compris dans le cadre de la marche rapide. Si vous avez du mal à vous entraîner, essayez donc en musique ! En effet, le rythme vous aidera à oublier les efforts que vous devez fournir et le poids de l'appareil est négligeable.
Le choix de la musique est, bien entendu, en premier lieu fonction de vos goûts. Votre CD préféré du moment est donc toujours une valeur sûre. Cela dit, le rythme que vous écoutez développe aussi sa propre dynamique, ce qui influence l'allure à laquelle vous marchez. C'est pourquoi la musique pop, le New Age et le jazz sont idéaux pour les débutants qui marchent avec une fréquence cardiaque assez basse. En revanche, les rythmes latino-américains, plus enlevés, conviennent mieux au Power Walking. Dans les magasins spécialisés, vous trouverez enfin de la musique spécialement conçue pour la marche rapide, avec des programmes plus ou moins rapides selon les différents niveaux (débutants, avancés et pros).

Marcher avec des poids ?

Avant de décider de pratiquer la marche rapide avec des poids, réfléchissez-y à deux fois. En effet, cette surcharge pondérale modifie les mouvements, ce qui peut provoquer des tensions dans les épaules et la nuque. Si vous tenez absolument à essayer, n'utilisez jamais d'haltères, qui vous crisperaient les mains, provoquant des problèmes circulatoires.
Mieux vaut porter plutôt des bracelets lestés, mais attention, 100 à 200 grammes suffisent, car le poids s'additionne.
Sachez en effet que si vous marchez pendant une heure avec un poids de 200 grammes, vous allez, à raison de 120 mouvements de bras à la minute, porter l'équivalent d'environ trois tonnes supplémentaires !

Autres solutions pour faire travailler les bras

Si vous voulez vraiment faire travailler davantage vos bras, optez plutôt pour la marche nordique (voir à partir de la page 78). En marchant avec des bâtons, vous allez en effet solliciter davantage vos bras en leur demandant de fournir un travail idéal. Vous pouvez aussi choisir de compléter votre programme de marche rapide par des exercices d'échauffement ciblés pour les bras (voir à partir de la page 102).

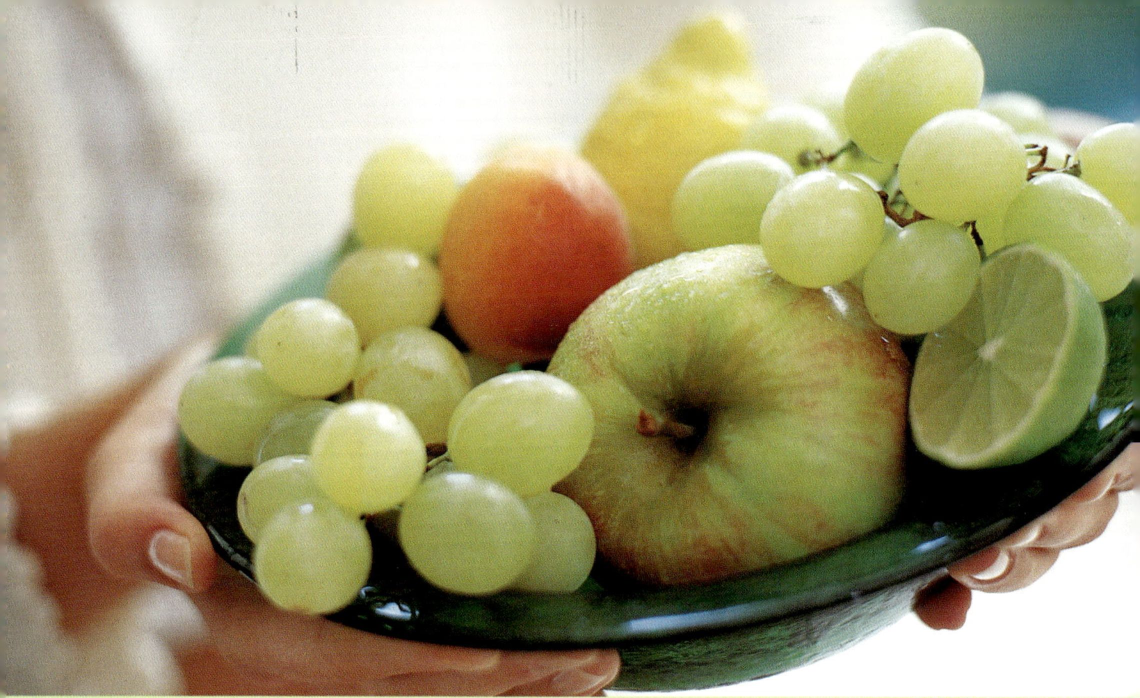

Marche rapide et alimentation

Si vous voulez maigrir durablement, vous ne pouvez pas faire l'impasse sur la pratique régulière d'un sport d'endurance, car en bougeant, on brûle des calories. Toutefois, cela ne suffit pas. Ne vous leurrez pas : croire que, dans la mesure où l'on fait du sport, on peut manger ce que l'on veut, est l'un des mythes alimentaires les plus répandus. La réalité, c'est que le bilan doit être cohérent. Si vous consommez plus d'énergie (de calories) que vous en utilisez, vous grossissez.

Et c'est seulement si vous avez besoin de plus de calories que la quantité que vous absorbez que vous perdrez du poids. Certes, tout le monde ne lutte pas contre le surpoids. Néanmoins, même si votre silhouette vous convient tout à fait, sachez qu'une alimentation saine et équilibrée vous aidera à rester en bonne santé, à améliorer vos performances et à maintenir votre poids de confort. Enfin, si vous pratiquez la marche rapide, comme tout autre sport, vous devez observer quelques règles en matière de nutrition.

En finir avec les régimes

Qui n'a jamais essayé un régime éclair (voire plusieurs !) ? « Perdez 7 kilos en une semaine » et autres promesses de ce type sont tout simplement irrésistibles. Effectivement, on maigrit généralement très vite au début, même si, les premiers jours, le corps ne perd que de l'eau… Mais peu importe, la balance penche enfin dans le bon sens, et cela motive pour persévérer. Le problème, c'est que dès que l'on remange « normalement », le poids remonte très vite, et on pèse bientôt autant, voire plus, qu'avant.

L'effet yo-yo

Derrière le fait qu'après un régime, on reprend en un rien de temps les kilos perdus, se cache en réalité un programme génétique de lutte pour la survie, ancré dans notre organisme depuis des millénaires. En effet, lorsque le corps n'est pas suffisamment approvisionné, il bascule en mode économique pour compenser ce déficit énergétique. Résultat : au bout d'un certain temps, on ne maigrit plus. Lorsqu'on recommence à manger comme avant le régime, le corps essaie d'emmagasiner le plus d'énergie possible dans ses réserves, en prévision du prochain « état d'urgence ». Il réclame, pour ce faire, davantage de nourriture, et on grossit.

Garder la ligne sans faire de régime

Pour en finir avec l'effet yo-yo, vous devez admettre une fois pour toutes qu'il ne vous suffit pas de réduire l'apport calorique pour perdre du poids durablement. Il est bien plus prometteur de revoir entièrement votre alimentation, et de vous nourrir essentiellement de fruits et de légumes en quantité suffisante, de glucides complexes, de protéines à forte valeur énergétique et de matières grasses essentielles. Si, en outre, vous faites un peu d'exercice, vous maigrirez à coup sûr !

MÉFIEZ-VOUS DES RÉGIMES ÉCLAIR

IMPORTANT !

Lorsque vous suivez l'un de ces régimes, vous n'absorbez pas assez de calories. Votre corps va alors puiser l'énergie qui lui manque dans ses protéines musculaires, et pas dans ses cellules adipeuses. Résultat : la musculature fond, et le métabolisme général diminue. C'est pourquoi vous regrossissez encore plus vite lorsque vous vous remettez à manger normalement une fois le régime terminé.

Les glucides

Les glucides sont vos principaux fournisseurs d'énergie, car ils sont composés de différents sucres que l'organisme transforme en glucose, source d'énergie immédiatement disponible. Si vous pratiquez la marche rapide, ou tout autre sport d'endurance à haute dose, les glucides doivent donc constituer la base (c'est-à-dire au moins 55 %) de votre alimentation. En outre, les glucides augmentent les performances sportives. C'est en effet seulement lorsque les réserves de glucides des muscles et du foie sont bien remplies qu'on peut fournir durablement des efforts physiques et s'entraîner de façon intensive.

Les « bons » et les « mauvais » glucides

Cependant, tous les glucides n'ont pas la même valeur. Les glucides simples et doubles, comme le sucre, les produits à base de farine de blé blanche et le riz blanc, passent directement dans le sang, ce qui fait bondir la glycémie en un clin d'œil. Résultat : l'organisme sécrète davantage d'insuline, hormone qui achemine très vite le sucre contenu dans le sang jusqu'aux cellules.
En conséquence, la glycémie chute à nouveau en un temps record, ce qui pousse l'organisme à réclamer, à tort, un nouvel apport de sucre. C'est ce qu'on appelle une fringale d'hypoglycémie. Si l'on consomme alors à nouveau des glucides rapides, on ne tarde pas à grossir, surtout dans la mesure où ces sucres sont souvent associés à des matières grasses dans les aliments.
En revanche, l'organisme met beaucoup plus de temps à dégrader les glucides complexes issus des céréales complètes, des pommes de terre ou des légumineuses. De ce fait, le sucre parvient progressivement dans le sang, la glycémie augmente moins et redescend régulièrement.

L'indice glycémique

L'indice glycémique (également appelé IG ou GLYX) d'un aliment permet de déduire la quantité d'insuline sécrétée après sa consommation. Les personnes qui pratiquent un sport d'endurance doivent choisir essentiellement des glucides à indice glycémique faible à modéré.
L'ingestion d'un aliment dont le GLYX est compris entre 70 et 100 entraîne un pic d'insuline extrêmement marqué. Renoncez donc dans la mesure du possible à ces produits et veillez surtout à ne pas les associer à des matières grasses. Les fruits, légumes et légumineuses ont presque toujours un indice glycémique bas (exception faite de la pastèque, des carottes cuites et du potiron). Vous pouvez aussi consommer à volonté du lait et des produits laitiers, mais choisissez-les de préférence maigres, car le lait entier et ses dérivés contiennent trop de graisses cachées. Même chose pour la viande, la volaille et le poisson.

INDICE GLYCÉMIQUE DES PRINCIPAUX ALIMENTS

GLYX élevé ›70	GLYX modéré 70–51	GLYX faible ‹51
Pain et dérivés		
Croissant	Pain semi-complet	Pain complet à l'orge
Petits pains pour hamburgers	Pain pita	Pain au son
Biscottes	Pizza	Pain aux céréales
Pain de seigle	Pâte à pizza	Pain noir
Pain blanc	Tortillas de maïs	Pain de soja aux graines de lin
Bretzels	Biscottes complètes	Pain complet
Céréales		
Corn-flakes	Riz basmati	Riz complet
Muesli sucré	Couscous	Boulgour
Riz soufflé	Semoule blanche	Flocons d'avoine
Riz rond blanc	Riz long grain blanc	Muesli complet sans sucre
Pâtes et pommes de terre		
Pommes sautées	Gnocchis	Vermicelles chinois
Chips maison	Pâtes de blé dur	Nouilles complètes
Purée de pommes de terre	Pommes de terre nouvelles	Soupe de pommes de terre
Frites	Pommes de terre en robe des champs	Raviolis
Pommes dauphines	Pommes vapeur	Pâte à tarte à la farine complète
Desserts et friandises		
Glaces	Confitures	Chocolat noir (+70 % de cacao)
Bonbons aux fruits	Biscuits aux flocons d'avoine	Sorbets aux fruits
Biscuits	Miel	Chewing-gums
Chips industrielles	Pop-corn	Pomme au four et fruits secs
Chocolat	Sablés	Barre de céréales au miel

Les protéines

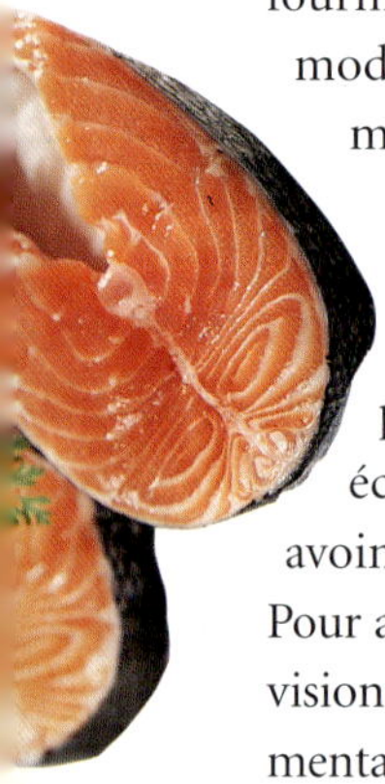

Le corps a besoin de protéines pour constituer sa masse musculaire. L'apport fourni par notre alimentation occidentale moderne, très protéinée, suffit généralement pour les sportifs amateurs. Il est important toutefois que ces protéines proviennent d'aliments pauvres en graisses, viande maigre, poisson, œufs, lait écrémé ou demi-écrémé, mais aussi de céréales (riz, avoine, millet) et de légumineuses.
Pour assurer à votre organisme un approvisionnement optimal, variez votre alimentation en combinant le plus grand nombre possible de ces aliments. Bon à savoir : de toutes les substances nutritives, les protéines sont celles qui ont le facteur de satiété le plus élevé. Ce sont aussi des « brûleurs de graisses » qui accélèrent sensiblement la dégradation des lipides.

IMPORTANT !

MARCHER L'ESTOMAC PLEIN ?

Après un repas, attendez une à deux heures avant de marcher. En effet, la digestion mobilise une grande quantité de sang, qui ne peut donc se charger de l'oxygénation des muscles, d'où l'apparition de points de côté. Cela dit, ne marchez pas non plus l'estomac vide. L'idéal est un encas approprié (une banane ou une tranche de pain complet) avant la séance.

Les lipides

Une chose est certaine : notre alimentation est beaucoup trop grasse. Il n'est pas rare aujourd'hui de consommer 140 grammes de lipides par jour, alors que la moitié suffirait. Si vous voulez maigrir, vous devez réduire votre consommation quotidienne à 30-40 grammes. Il est en revanche dangereux de renoncer pendant longtemps à tout apport lipidique, car l'organisme ne peut fabriquer tout seul tous les acides gras dont il a besoin. Résultat : le métabolisme, le bilan hormonal et la digestion ne pourraient plus se dérouler normalement, tandis que le corps ne pourrait plus assimiler les vitamines liposolubles.
Il ne suffit pas par ailleurs de veiller à la quantité de lipides ingérée. La nature de ces lipides doit elle aussi être prise en considération.
• Les acides gras saturés issus du lait et des produits laitiers, de la viande, de la charcuterie, des pâtisseries, mais aussi de l'huile de palme et de la graisse de coco augmentent le taux de cholestérol et le risque d'artériosclérose, car ils s'accumulent sur les parois des vaisseaux sanguins.
• Les huiles végétales, le poisson et les fruits secs contiennent en revanche des acides gras insaturés, les fameux oméga 3, bons pour la santé, qui nous protègent notamment des risques d'infarctus. Les huiles d'olive et de colza sont tout particulièrement bénéfiques car elles renferment uniquement des acides gras insaturés.

Les vitamines

Les vitamines sont indispensables au transport et au métabolisme des glucides, des protéines et des lipides. Elles assurent en outre une protection efficace contre les radicaux libres, ces molécules d'oxygène agressives qui, entre autres maux, accélèrent le vieillissement.
Vous devez absorber via votre alimentation pratiquement toutes les vitamines que l'organisme ne peut produire lui-même. Si le corps peut stocker assez longtemps les vitamines liposolubles (A, D, E et K), il a en revanche besoin d'un apport quotidien de vitamines hydrosolubles (vitamines du groupe B et vitamine C), ce que seule une alimentation saine et équilibrée peut garantir.

Les minéraux et les oligo-éléments

Les vitamines ne sont pleinement efficaces qu'en association avec les minéraux et les oligo-éléments. Or, en cas de fatigue ou de stress, le risque d'un fort déficit en minéraux est très élevé. C'est pourquoi il est alors particulièrement important de se nourrir correctement. C'est également le cas si vous faites beaucoup de sport et fournissez de gros efforts sur le plan physique. Les sources de minéraux les plus précieuses sont les crudités et les légumes brièvement blanchis, ainsi que l'eau minérale (vérifiez sa composition sur l'étiquette).
Si vous faites du sport, vous éliminez en transpirant une grande quantité de vitamines, de minéraux et d'oligo-éléments, dont vous devez reconstituer le stock par le biais de votre alimentation. C'est notamment le cas des vitamines B et C, de l'acide folique, du fer, du magnésium et du zinc.

Les substances végétales secondaires

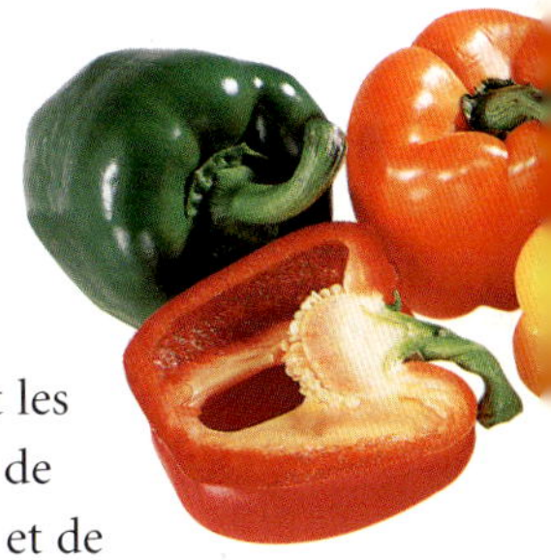

Il s'agit de toutes les substances qui, dans les fruits et les légumes, sont responsables de leur saveur, de leur parfum et de leur aspect extérieur. Même si, à la différence des vitamines, ces substances ne comptent pas parmi les éléments vitaux de notre alimentation, elles jouent toutefois un rôle fort précieux pour notre santé et notre bien-être. Toutefois, ces substances fragiles ne résistent pas à la cuisson ni au stockage prolongé. Une raison de plus pour servir les fruits et les légumes le plus frais possible, et les consommer crus.

Les fibres

Les fibres donnent une sensation de satiété, car elles augmentent de volume une fois dans le corps. De plus, elles stimulent la flore intestinale et détoxifient l'organisme en éliminant les substances nocives de l'appareil digestif.

Trois tranches de pain complet, deux pommes et trois carottes suffisent à couvrir nos besoins quotidiens en fibres, qui s'élèvent à 30 grammes par jour. En mangeant des fruits et des légumes, vous allez non seulement consommer quantité de fibres, mais aussi beaucoup de vitamines, de minéraux et de substances végétales secondaires, et le tout moyennant peu de calories !

Buvez suffisamment

Si nous pouvons sans problème survivre plusieurs semaines sans manger, nous ne pouvons pas nous passer d'eau pendant plus de trois jours.

Ce n'est guère étonnant, puisque nous sommes constitués de 60 à 70 % d'eau. Pour rester en bonne santé et nous sentir en forme, nous devons boire au moins deux litres d'eau par jour, répartis régulièrement tout au long de la journée, car le corps ne peut absorber plus de 80 cl par heure. Par ailleurs, pour chaque demi-heure de sport faite dans la journée, vous devez boire un demi-litre supplémentaire.

Le meilleur désaltérant

Couvrez vos besoins quotidiens en liquide en buvant de l'eau minérale ou du robinet, un mélange d'eau et de jus de fruit (dans un rapport d'un tiers de jus pour deux tiers d'eau) ou encore une infusion de plantes ou de fruits non sucrée. Le café et le thé noir sont en revanche des petits plaisirs que vous pouvez vous accorder mais que vous ne devez pas compter dans votre ration quotidienne, d'autant qu'ils sont diurétiques et contribuent donc à augmenter la quantité de liquide que vous éliminez. Pour compenser, buvez donc un verre d'eau par tasse de café consommée.

CONSEIL

ATTENTION, PIÈGE CALORIQUE !

Méfiez-vous des jus de fruits, limonades et autres sodas ! Très caloriques, ils contiennent, d'importantes quantités de sucre rapide qui passent immédiatement dans le sang. De même, avec 7 kilocalories au gramme, l'alcool est presque aussi calorique que les lipides !

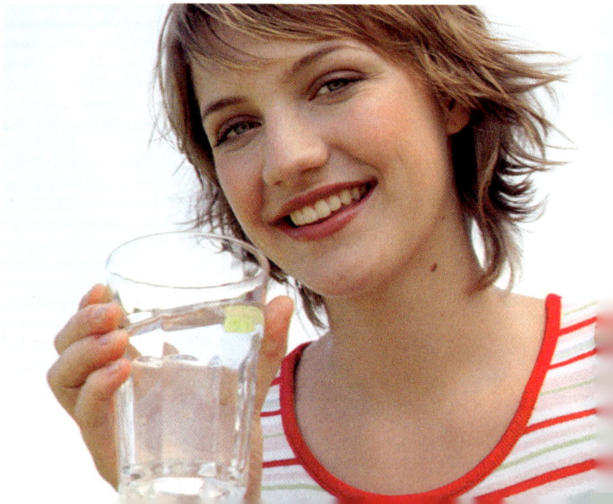

AI-JE BESOIN D'UN APPORT D'ÉNERGIE SUPPLÉMENTAIRE ?

J'ai entendu dire que lorsqu'on marche lentement, l'organisme puise son énergie dans les graisses. A-t-il de ce fait besoin d'un apport lipidique supplémentaire ?

Effectivement, lorsque vous vous entraînez dans la zone de combustion des graisses (c'est-à-dire avec un pouls d'entraînement correspondant à 60 à 70 % de votre pouls maximal), votre organisme puise l'essentiel de l'énergie dont il a besoin dans ses dépôts adipeux. Cela dit, ces réserves sont toujours suffisamment remplies, même chez les minces. Un apport quotidien lipidique de 30 à 40 g, issus si possible d'huile d'olive ou de colza, suffit en effet largement à couvrir les besoins vitaux du corps en acides gras.

J'ai lu qu'il était préférable de manger plusieurs fois par jour plutôt que de prendre trois gros repas. C'est vrai ?

Ça dépend ! L'avantage est de maintenir un taux de glycémie relativement constant tout au long de la journée, ce qui exclut les fringales d'hypoglycémie. Toutefois, pour beaucoup, six à sept encas deviennent vite six à sept repas. Les individus qui ont un problème de surpoids sont souvent justement ceux qui ont du mal à sentir le seuil de satiété. Ils mangent jusqu'à ce que l'assiette ou le paquet soit vide, et absorbent ce faisant beaucoup trop de calories.

Les compléments alimentaires stimulent-ils les performances sportives ?

Selon les scientifiques, l'utilisation de compléments alimentaires est tout à fait pertinente pour certains groupes, les femmes enceintes par exemple ou les sportifs de haut niveau, pour lesquels les concentrés protéiques et glucidiques ont un effet positif sur la croissance musculaire et les performances. En tant que sportif amateur, en revanche, vous pouvez renoncer sans souci aux compléments alimentaires. Mieux vaut essayer d'avoir une alimentation équilibrée, en couvrant 55 à 60 % de vos besoins avec des glucides à haute valeur nutritive, 10 à 15 % avec des protéines et 25 à 30 % avec des lipides. Si vous constatez un déficit quelconque, consultez un médecin pour en comprendre la raison avant de vous précipiter vers un complément alimentaire.

Je n'ai pas l'impression de trop manger. Pourtant, je grossis. Pourquoi ?

Tenez un journal et notez tout ce que vous mangez, sans oublier le carré de chocolat ou les noisettes croqués ça et là. C'est la seule façon de constater objectivement où est votre point faible, afin d'y remédier.

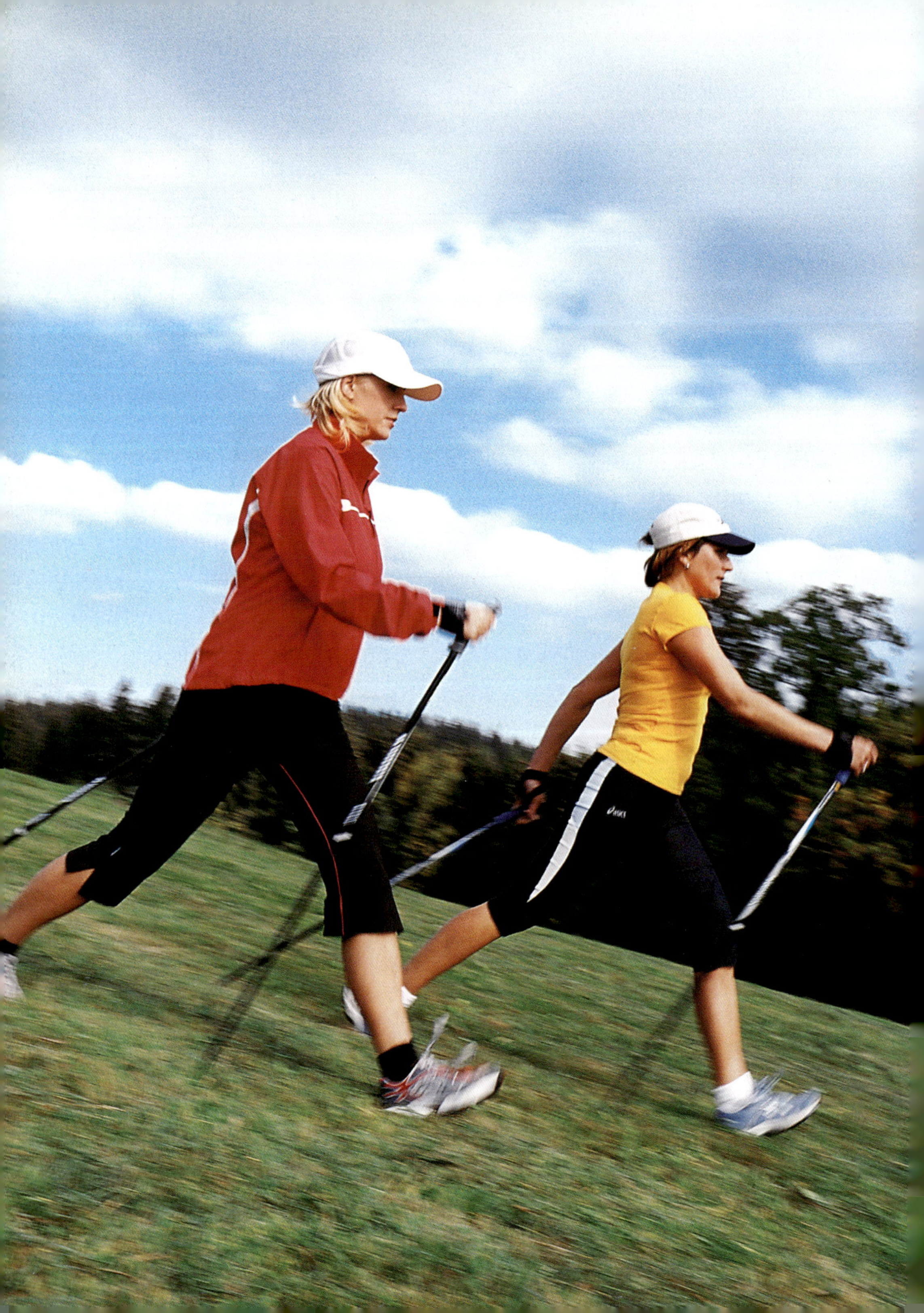

Les variantes intensives de la marche rapide

Que tous ceux qui cherchent à se dépasser en faisant du sport se rassurent : la marche rapide a d'autres cordes à son arc ! Ils peuvent soit accélérer le pas avec le Power Walking, et stimuler ainsi leur circulation, soit essayer la marche nordique, qui sollicite le corps tout entier, soit enfin se lancer dans la course de fond version *soft*, en alternant des phases de marche rapide et des phases courues, plus rapides.

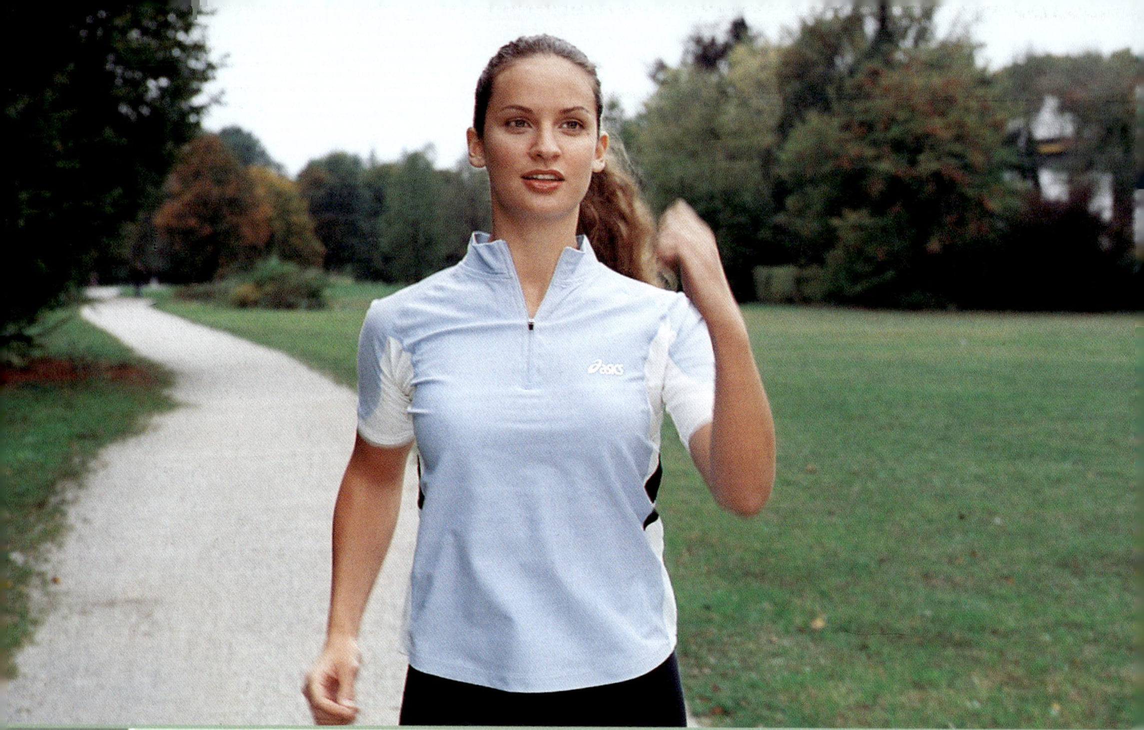

Le Power Walking

Si, lors du test d'endurance de la page 20, vos résultats vous ont classé dans la catégorie A, le Power Walking est fait pour vous. La « Formule Un » de la marche rapide est en effet le programme idéal pour les marcheurs ambitieux et déjà bien entraînés. En pratiquant le Power ou Fitness Walking, vous marchez à la vitesse maximale sans tomber dans la discipline olympique qu'est la marche de compétition. L'accélération du rythme augmente la fréquence cardiaque (cette activité se pratique avec un pouls d'entraînement de 75 à 80 % du pouls maximal), ce qui a des répercussions positives sur le système cardio-vasculaire. Par ailleurs, cette variante de la marche rapide est idéale pour vous aider à passer un cap et améliorer encore vos performances si vous avez l'impression de faire du surplace. En effet, le fait que vous vous fixiez de nouveaux objectifs, plus ambitieux, amène votre organisme à puiser dans ses réserves énergétiques.

Suivez le rythme

Plus on marche vite, plus il est fréquent que des erreurs se glissent dans le mouvement. Lorsque vous pratiquez le Power Walking, veillez donc tout particulièrement à appliquer la bonne technique de marche. Commencez toujours par marcher lentement pendant quelques minutes, même si vous êtes en pleine forme, car cela vous permettra de bien vous concentrer sur le déroulement des pieds et le balancement actif des bras. Si, en revanche, vous démarrez sur les chapeaux de roue, vous courrez le risque de ne pas bien soigner vos mouvements. Résultat : votre séance n'aura sans doute pas les effets escomptés. Dans le pire des cas, ces mouvements inadéquats risquent même de se traduire par des douleurs physiques.

Comment marcher plus vite sans peine ?

Le moyen le plus simple d'accélérer le rythme consiste à balancer les bras plus vite. Faites vôtre la devise selon laquelle ce sont les bras qui donnent le tempo, les jambes et les pieds se contentant de suivre. Adoptez un bon mouvement pour les bras : balancez-les bien le long du corps, en veillant à ce qu'ils ne passent pas devant le buste, et ne montez jamais les coudes au-dessus du sternum, vous dépenseriez trop d'énergie.

Prenez le temps de souffler

Si vous optez pour un entraînement plus intensif, votre organisme aura besoin de faire davantage de pauses pour se régénérer. Pour pouvoir profiter pleinement de tout votre potentiel, laissez passer deux jours entre deux séances pour laisser à votre organisme le temps de recharger les batteries après cette sollicitation intense.

Les règles d'or du Power Walking

- Ne faites pas de trop grandes foulées, sous peine de freiner votre mouvement vers l'avant, et donc de dépenser de l'énergie inutilement.

CONSEIL

ENTRAÎNEMENT PAR INTERVALLES

Si vous voulez faire un essai de Power Walking par simple curiosité ou si vous ne vous sentez pas encore assez en forme pour maintenir votre vitesse maximale sur un long trajet, commencez par un entraînement par intervalles (EPI). Cela consiste à alterner au cours d'une même séance des phases de marche très rapide, et d'autres plus lente. On réduit ensuite petit à petit la durée des phases lentes, de façon à finir par garder un rythme soutenu sur tout le trajet.

- Balancez les bras en rythme, mais pas de façon trop énergique.
- Ne regardez pas par terre, devant vos pieds, mais à quelques mètres devant vous.
- Ne haussez pas les épaules, relâchez-les et laissez-les tomber légèrement en arrière.
- Ne portez pas de poids, cela risquerait de vous faire faire de faux mouvements.

Programme d'entraînement

Avec ce programme, vous constaterez qu'il n'est pas difficile d'atteindre l'objectif que vous vous êtes fixé. Mais ne brûlez pas les étapes : augmentez le rythme progressivement et régulièrement pour rester motivé.

Semaines 1 à 4

Commencez par trois séances hebdomadaires sur terrain plat ou légèrement pentu. Ne marchez pas tout de suite trop longtemps, ni trop vite : 30 à 45 minutes par séance suffisent, avec un pouls à 60 à 75 % de votre pouls maximal (voir page 49).

Semaines 5 à 8

Passez à la vitesse supérieure : au cours de ces quatre semaines, votre pouls d'entraînement doit atteindre 75 % de votre PM sans que vous soyez essoufflé. Augmentez également la durée de vos entraînements de 45 à 60 minutes, à raison de trois à quatre séances par semaine.

Semaines 9 à 12

Vous n'avez désormais aucun mal à marcher 60 minutes (voire plus) par séance avec un pouls d'entraînement de 80 % environ. Pour ne pas perdre l'endurance acquise, continuez à vous entraîner trois à quatre fois par semaine. Votre condition physique est maintenant telle que vous pouvez vous permettre d'intégrer un léger dénivelé dans vos séances, ce qui vous permettra aussi de varier les plaisirs.

INFO

PROGRAMME D'ENTRAINEMENT DE POWER WALKING

Semaines	1–4	5–8	9–12
Pouls optimal (en pourcentage du pouls maximal)	60–75 %	75 %	75–80 %
Durée d'une séance (en minutes)	30–45	45–60	60 +
Nombre de séances hebdomadaires	3	3–4	3–4

TROUVER LA BONNE MESURE

J'aime bien marcher avec des amis. Mais, bien que nous marchions tous presque à la même vitesse, mon pouls d'entraînement est supérieur de 10 % environ à celui des autres. Dois-je en conclure que je suis en moins bonne condition physique ?

Le pouls est une donnée individuelle qui dépend de critères personnels comme l'âge, le sexe, la force et l'endurance. Il est donc tout à fait normal que vos fréquences cardiaques aux uns et aux autres varient à l'intérieur d'une fourchette.
Assurez-vous toutefois que vous ne vous entraînez pas en mode anaérobie et que vous ne vous épuisez pas totalement. Si vos amis marchent à un rythme trop soutenu pour vous, parlez-en avec eux, ou alors entraînez-vous plutôt seul. Sinon, vous allez pratiquer dans des conditions de quasi-compétition, et vous n'allez pas tarder à ne plus y prendre de plaisir et à perdre toute motivation.

Une amie a acheté des chaussures de marche spécialement conçues pour les femmes. Est-ce que ça change vraiment quelque chose ?

Oui, car les pieds des femmes sont généralement plus fins que ceux des hommes, avec une voûte plantaire plus marquée, et les orteils et le talon plus larges. De bonnes chaussures de femmes ne sont donc pas seulement plus petites qu'un modèle pour homme, elles sont spécialement adaptées à la morphologie féminine.
Très important : si vous voulez éviter les ampoules, n'achetez pas des chaussures trop petites !

J'ai commencé le Power Walking il y a quelques semaines et j'aimerais bien m'entraîner tous les jours. L'organisme a-t-il vraiment besoin de repos entre deux séances, ou bien puis-je faire comme j'en ai envie ?

Le mieux est l'ennemi du bien ! Sachez que, en effet, ces journées de repos sont essentielles sur le plan des performances. Les sportifs amateurs ont tendance à marcher trop vite et donc à trop forcer (souvent sans s'en rendre compte). Raison de plus pour que vous vous accordiez des pauses suffisamment longues. Si vous brûlez d'envie de sortir, allez vous promener pendant une heure les jours où vous ne vous entraînez pas. Ceci vous permettra de faire le plein de grand air et vous changera les idées.

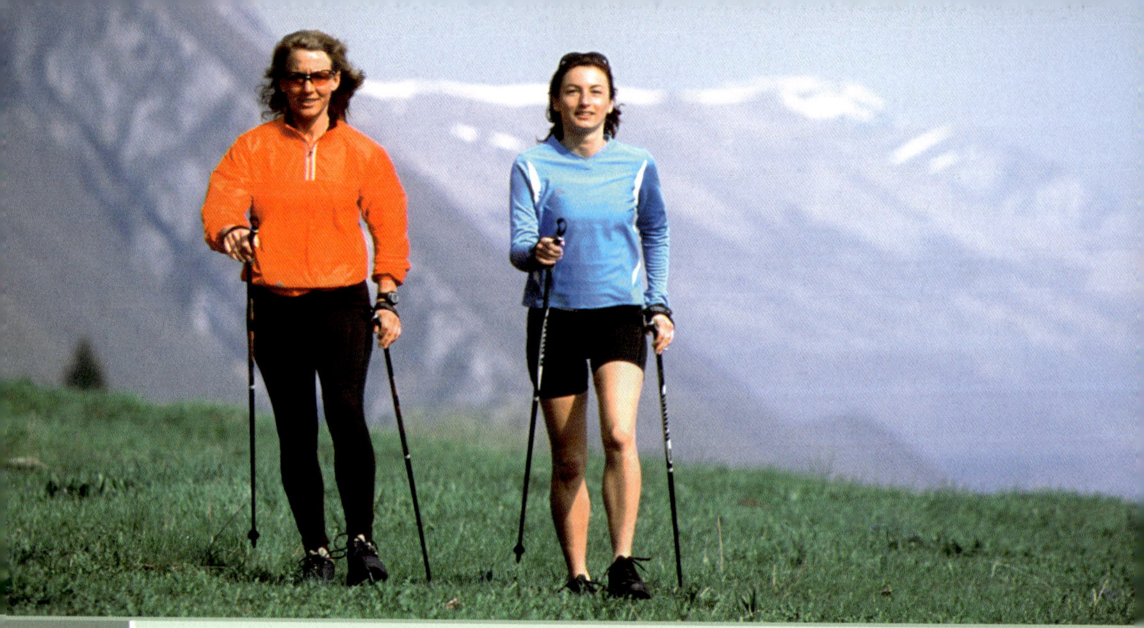

La marche nordique

La marche rapide nous vient de Finlande où l'on parle de marche nordique. S'il s'agissait à l'origine d'une méthode permettant aux adeptes du ski de fond et du biathlon de s'entraîner en été, ce sport est depuis longtemps sorti de ce cadre pour devenir très populaire en Scandinavie. Cette variante de la marche rapide compte aussi un grand nombre d'amateurs en Suisse, en Autriche et en Allemagne, et en 2000, elle a fait son apparition en France, où elle répond parfois à l'appellation de « randonnée active ».
La principale caractéristique de cette marche réside dans l'utilisation de bâtons spéciaux, ce qui explique qu'on la compare à une sorte de ski de fond sans skis. Si ces accessoires peuvent surprendre au premier abord, le sportif, lui, ne tarde pas à se rendre compte de leur intérêt. En effet, ces bâtons facilitent non seulement une participation particulièrement active des bras (un atout réel pour améliorer sa condition physique !), mais ils donnent aussi plus d'assurance sur terrain accidenté, et permettent ainsi la pratique de la marche rapide toute l'année, y compris en cas de neige ou de verglas.

Un sport sain qui fait travailler tout le corps

La marche nordique présente de nombreux avantages, car elle fait travailler efficacement tout le corps. Du fait de l'utilisation des bâtons, jambes et fessiers ne sont pas les seuls à être sollicités, certains muscles des épaules, du dos, de la poitrine et des bras l'étant également. C'est donc une activité idéale pour les femmes qui veulent renforcer ces parties du corps sans pour autant avoir envie de faire des haltères en salle. Sachez par ailleurs que vous travaillerez encore plus votre endurance et votre musculation sur une pente ascendante. Sur le plan de la santé aussi, l'usage des bâtons présente un atout supplémentaire, car il amène presque automatiquement le marcheur à adopter une posture correcte, gage d'un approvisionnement optimal en oxygène. Ainsi, la teneur en oxygène du sang augmente presque de moitié, ce qui stimule l'activité du système cardiovasculaire.

Des articulations moins sollicitées

Comme le Power Walking, la marche nordique permet d'intensifier la pratique de la marche rapide, mais en protégeant tout particulièrement les articulations. En effet, l'usage des bâtons permet de soulager de 15 à 35 tonnes par heure environ, l'appareil moteur passif dans son ensemble, et plus particulièrement les ligaments et les tendons, ainsi que le dos et les articulations (le genou notamment). C'est pourquoi la marche nordique s'avère un sport idéal pour les individus qui souffrent de problèmes orthopédiques. En Scandinavie, elle compte d'ailleurs aujourd'hui parmi les activités thérapeutiques proposées dans un grand nombre de centres de rééducation. Dans certains pays, en Allemagne notamment, certaines caisses d'assurances maladie vont jusqu'à participer au financement de stages de marche nordique dans le cadre de leur politique préventive.

Maigrir grâce à la marche nordique

Les marcheurs dont l'appareil moteur a des problèmes ne sont pas les seuls à apprécier le soulagement qu'apportent les bâtons : c'est également le cas des individus en surpoids, dont chaque kilo en trop est une charge supplémentaire pour les articulations et les tendons.
Autre atout : comme vous sollicitez davantage de muscles, votre consommation globale d'énergie augmente. Or, l'absorption d'une quantité accrue d'oxygène stimule la combustion des graisses. En d'autres termes, vous brûlez plus de calories en pratiquant la marche nordique que la marche rapide classique, mais seulement si vous maîtrisez bien la technique. C'est

pourquoi la marche nordique est le sport d'endurance idéal pour maigrir et garder durablement la ligne.

Réduire efficacement le stress

Comme la marche rapide classique, la marche nordique se pratique en plein air, ce qui facilite l'élimination du stress quotidien. En outre, l'usage des bâtons permet d'amenuiser les tensions dans la zone des épaules et de la nuque, dont souffrent plus particulièrement les personnes qui passent la journée assis à leur bureau. À la différence de la pratique de la marche rapide avec des poids (voir page 63), l'utilisation de bâtons n'aboutit pas à des mouvements de bras incontrôlés susceptibles de générer des tensions dans les épaules. Au contraire, à chaque fois que vous poussez sur un bâton, vos muscles se détendent un peu plus !
De même, la pratique régulière de la marche nordique réduit le mal de dos, un symptôme souvent lié au stress.

INFO

LES AVANTAGES DE LA MARCHE NORDIQUE

- Meilleure oxygénation,
- Stimulation de l'appareil cardiovasculaire,
- Davantage de calories brûlées par comparaison avec la marche rapide classique, du fait de l'usage des bâtons,
- Détente de la nuque et des épaules,
- Renforcement des muscles des jambes, des fesses, des épaules, de la poitrine, du dos et des bras,
- Pied plus sûr, même sur terrain accidenté.

L'équipement

Pour pratiquer la marche nordique, il vous faut le même équipement que pour la marche rapide classique (voir à partir de la page 56). L'essentiel est de disposer d'une paire de bonnes chaussures, et bien sûr aussi d'une paire de bâtons.

Les bonnes chaussures

Contrairement à la marche rapide classique, la pratique de la marche nordique impose de faire de longues foulées. Par ailleurs, vous marcherez moins souvent dans un parc ou sur la route, mais plutôt en pleine nature. Tenez-en compte lorsque vous achèterez vos chaussures : elles doivent avoir une semelle particulièrement antidérapante et un système amortisseur ciblé. Il faut aussi qu'elles soutiennent le pied de façon optimale dans chacune des phases du mouvement et qu'elles soient parfaitement étanches. Essayez plusieurs modèles pour trouver celui qui convient le mieux à votre morphologie. Marchez avec

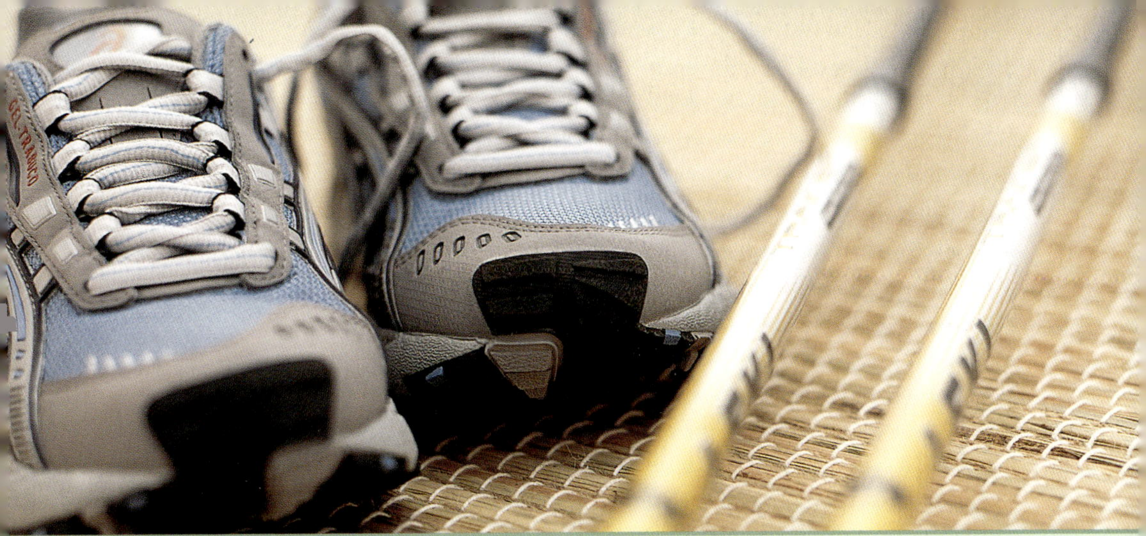

En plus de bonnes chaussures, pour la marche nordique vous aurez également besoin de bâtons.

un bon moment. Vous trouverez des conseils supplémentaires pour l'achat des chaussures pages 58 et suivantes.

Les bâtons

On trouve aujourd'hui des bâtons de marche nordique dans la plupart des magasins de sport. Plus longs que les bâtons de randonnée classiques, ils sont dotés, comme les bâtons de ski, d'une poignée bien conçue pour faciliter la prise en main, et ils se terminent par une pointe métallique. Ils permettent ainsi d'avoir le pas sûr, même sur terrain accidenté ou verglacé, ce qui autorise à pratiquer toute l'année. Contrairement aux autres bâtons, en revanche, ceux-ci sont munis de larges dragonnes spéciales, déclipsables d'un seul mouvement de la main, afin d'éviter les douleurs musculaires. Vérifiez lors de l'achat qu'elles se règlent facilement à l'aide d'une fermeture à scratch.

On note d'un modèle à l'autre de légères différences, qui ne sont toutefois pas forcément négligeables. Ainsi, par rapport aux bâtons à âme métallique, les bâtons en fibre de verre présentent l'avantage de ne pas transmettre de vibrations aux articulations des poignets, des coudes et des épaules, qui pourraient générer des tensions. Par ailleurs, si vous marchez sur des routes goudronnées, nous vous conseillons d'adapter un embout ou patin en caoutchouc à la pointe métallique de vos bâtons.

Outre sa solidité, l'essentiel pour un bâton de marche nordique est qu'il soit de la bonne longueur, elle-même fonction de la taille de l'individu. Pour calculer la hauteur optimale de vos bâtons, appliquez la formule suivante : multipliez votre taille en centimètres par 0,65.

Sachez enfin que l'écart entre deux tailles successives de bâton est de 5 cm, et qu'un marcheur entraîné peut utiliser des bâtons mesurant 5 à 10 cm de plus que la normale (voir encadré page 82).

La technique

Comme celle de la marche rapide, la technique de la marche nordique est très facile à acquérir. Il existe toutefois de légères différences entre les deux activités, car dans la marche nordique :

- La foulée s'allonge.
- Le travail des bras diminue.
- L'ensemble du corps est davantage sollicité.

Suivez donc les recommandations suivantes, et vous assimilerez rapidement cette technique en toute sécurité.

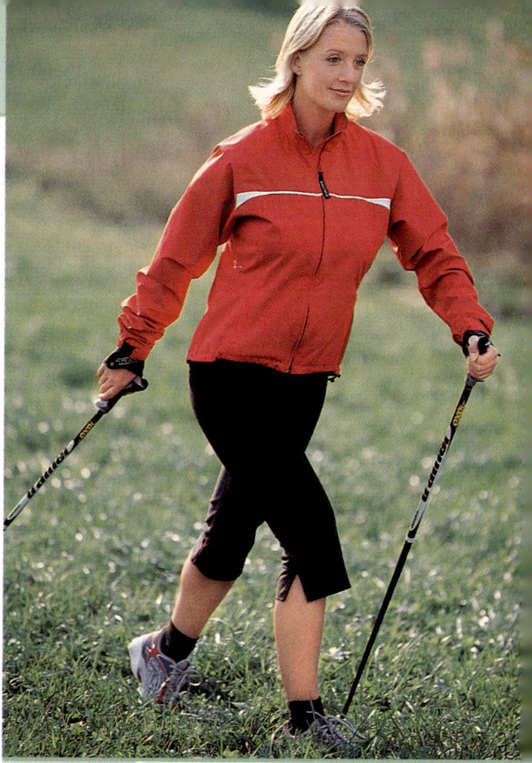

Si vous avez le pied droit en avant, vous devez avoir également le bras gauche en avant, et inversement.

INFO

LONGUEUR OPTIMALE CONSEILLÉE POUR LES BÂTONS DE MARCHE NORDIQUE

Taille de l'individu en cm	Longueur des bâtons en cm
200	130
195	130
190	125
185	120
180	120
175	115
170	110
165	110
160	105

Position de départ

- Laissez tomber les épaules et gardez-les détendues.
- Tenez les bâtons près du corps.
- Gardez les mains entrouvertes pour que les bâtons puissent osciller.
- Pointez les pieds vers l'avant.

C'est parti !

- En position debout, prenez appui sur le pied gauche, la jambe gauche légèrement fléchie, la jambe droite tendue en arrière. Fléchissez le bras droit en avant, la pointe du bâton droit à hauteur du talon gauche. Tendez le bras

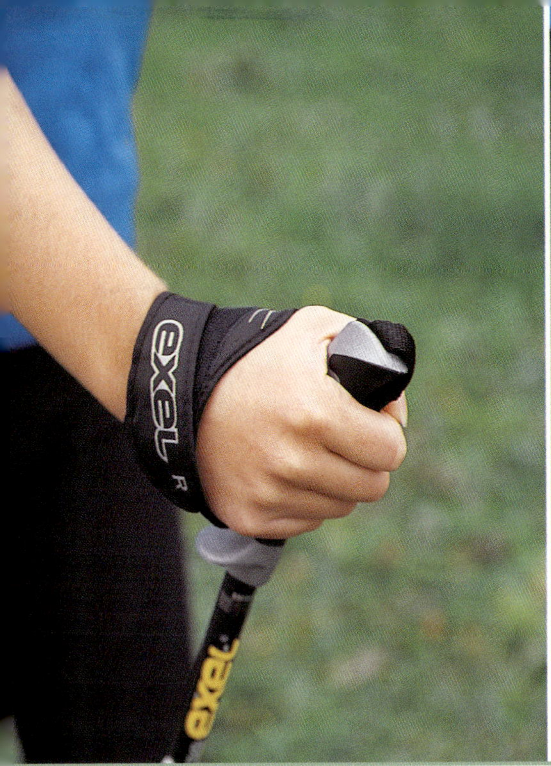

Plantez le bâton à hauteur du talon opposé, la main refermée sur la poignée.

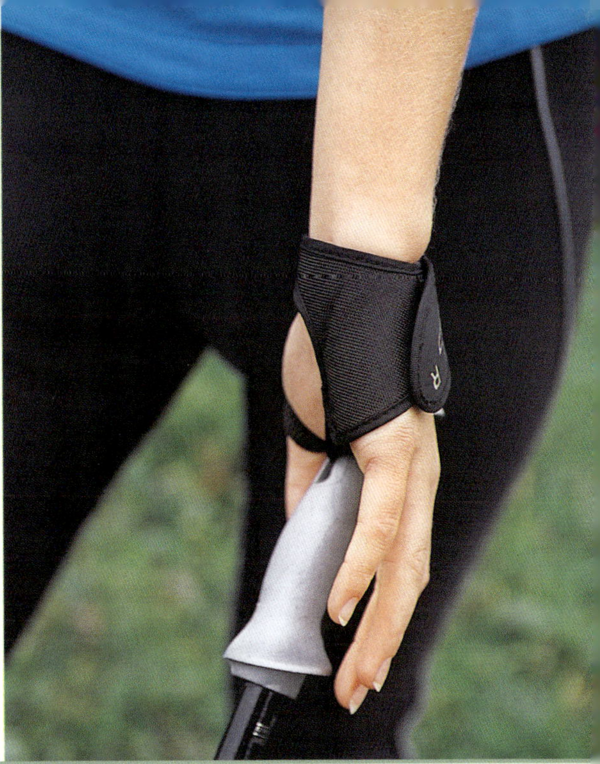

Ouvrez la main et balancez tranquillement le bâton en arrière.

gauche en arrière, la main ouverte, le bâton dans le prolongement du bras.

- Avancez simultanément la jambe droite et le bras gauche, puis posez le talon droit au sol et plantez le bâton gauche à hauteur du talon droit.
- Déroulez le pied droit vers l'avant en prenant fermement appui sur le bâton gauche. La jambe gauche et le bras droit sont maintenant tendus en arrière. La main droite est ouverte, le bâton dans le prolongement du bras.
- Continuez en avançant ainsi alternativement jambe gauche et bras droit, puis jambe droite et bras gauche.

La bonne position des bâtons et des pieds

Pendant toute la séance de marche, vos bâtons sont en biais, dirigés vers l'arrière, la pointe jamais en avant du corps. Gardez les bâtons près du corps et laissez pendre les bras bien détendus. Ne fléchissez pas trop les coudes, et ne plantez jamais les bâtons devant vous. Veillez à travailler en diagonale, c'est-à-dire en avançant simultanément le pied droit et le bâton gauche, puis le pied gauche et le bâton droit. Vous adopterez alors presque automatiquement la bonne position.

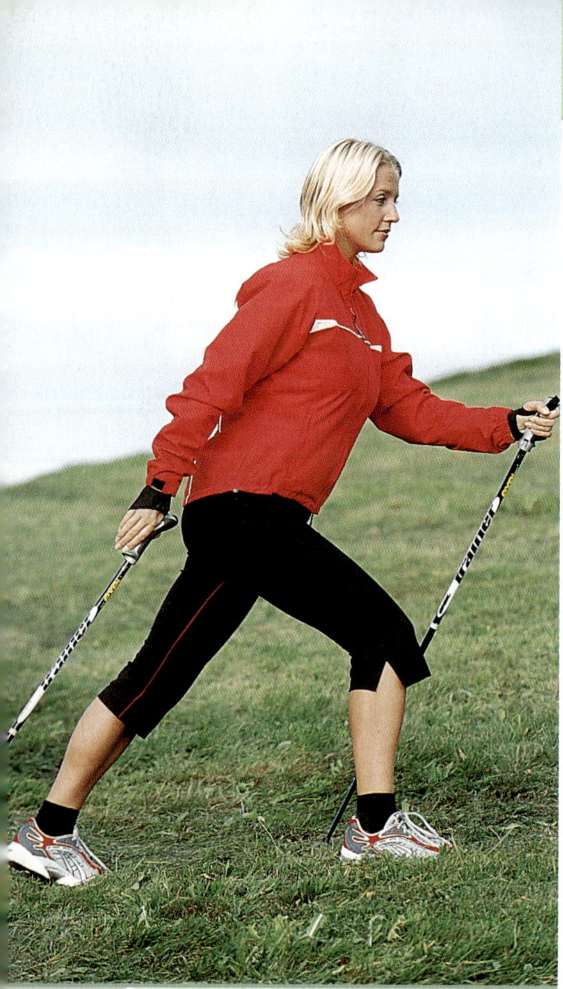

À la montée, le buste doit toujours être légèrement fléchi vers l'avant.

Terrains pentus

Le fait de marcher avec un dénivelé change la donne, tant pour la condition physique que pour la technique de marche. En effet, les articulations sont souvent sollicitées inutilement sur les terrains en pente. Toutefois, une fois que l'on a compris pourquoi et donc fait quelque chose pour y remédier, marcher en montée ou en descente devient un plaisir, et apporte une variété bienvenue dans les entraînements de marche rapide.

Marcher en montée

Si vous voulez garder la même foulée et le même rythme en montée que sur terrain plat, vous allez devoir fournir de gros efforts. Compensez cette sollicitation plus intense des mollets et des genoux en utilisant encore plus le travail des bras. Pour ce faire, essayez de transférer le plus de poids possible sur les bâtons. De plus, fléchissez bien le corps en avant et assurez-vous que vous déroulez bien tout le pied et que vous ne grimpez pas en marchant uniquement sur la plante du pied.

Marcher en descente

Pour ne pas descendre trop vite, faites des pas les plus petits possibles. Plantez toujours la pointe des bâtons derrière vous, et freinez encore l'accélération en vous penchant légèrement en arrière.
Pour soulager la jambe avant, répartissez le poids du corps sur le talon du pied avant et le bâton opposé. Plus vous transférez de poids sur le bâton, mieux c'est.
Il est en outre très important de toujours fléchir légèrement les deux genoux, pour abaisser au maximum le centre de gravité et limiter ainsi le risque de chute.

Programme d'entraînement

Si ce programme permet même aux débutants de démarrer la marche nordique, les avancés ne sont pas en reste pour autant. Au début, mieux vaut marcher souvent et moins longtemps pour bien vous familiariser avec les nouveaux mouvements. Dès que vous pouvez allonger la durée de vos séances, réduisez leur fréquence.

Semaines 1 à 4

Commencez l'entraînement par trois à quatre séances hebdomadaires de 20 minutes chacune. Faites surtout attention à bien reproduire les mouvements et à bien utiliser les bâtons. Votre pouls d'entraînement doit correspondre à 60 à 75 % de votre pouls maximal (voir page 49). La quatrième semaine, essayez d'allonger la durée de la séance jusqu'à 25 minutes.

Semaines 5 à 8

Les cinquième et sixième semaines, marchez deux fois 25 minutes et deux fois 30 minutes, en gardant un pouls compris entre 60 et 75 % de votre pouls maximal. Les septième et huitième semaines, vous devriez ainsi pouvoir marcher quatre fois 30 minutes.

Semaines 9 à 12

Vous ne devriez plus avoir de mal à marcher pendant 30 à 45 minutes par séance, et votre pouls doit se trouver dans la partie supérieure de la fourchette précédemment indiquée (75 à 80 % de votre PM) sans que vous soyez à bout de souffle. À ce rythme, trois séances hebdomadaires suffisent. Continuez à intensifier la pratique progressivement. À partir de la dixième semaine, vous pouvez essayer de marcher pendant 60 minutes. Votre condition physique est maintenant si bonne que vous pouvez même tenter un léger dénivelé.

INFO

PROGRAMME D'ENTRAÎNEMENT DE POWER WALKING

Semaines	**1–4**	**5–8**	**9–12**
Pouls optimal (en pourcentage du pouls maximal)	60–75 %	60–75 %	75–80 %
Durée d'une séance (en minutes)	20–25	25–30	30–45 +
Nombre de séances hebdomadaires	3–4	4	3

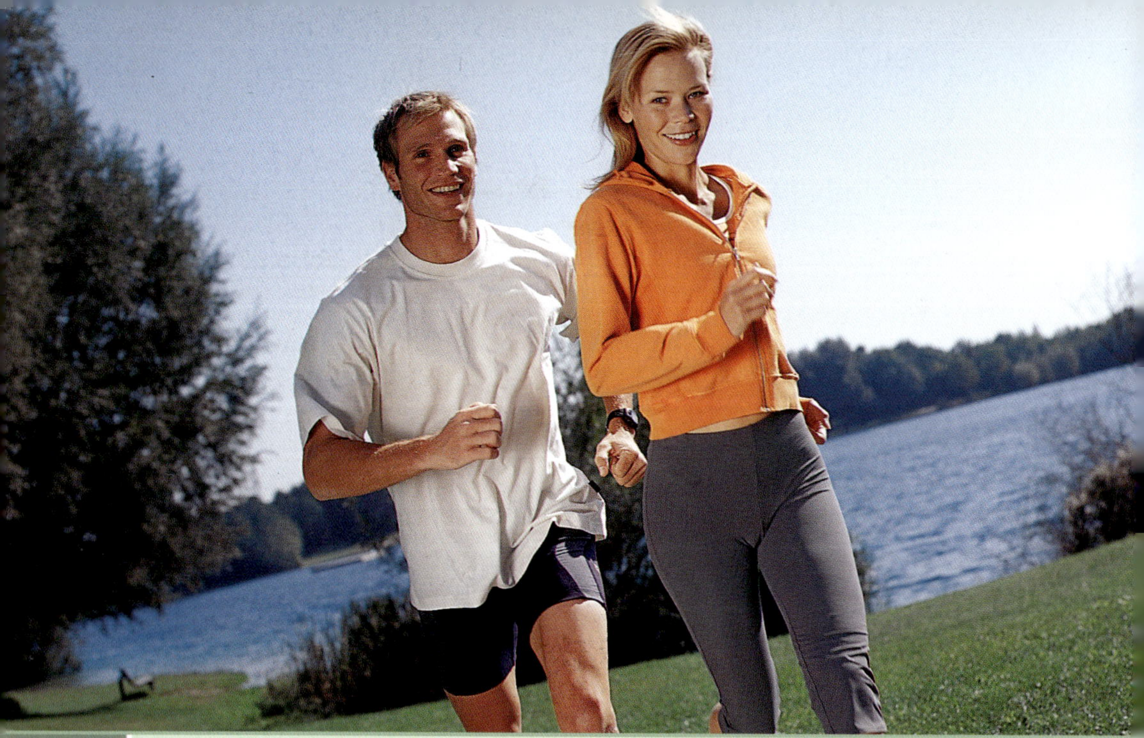

La course de fond douce

Si autrefois adeptes de la course de fond et de la marche rapide ne faisaient pas très bon ménage, c'est aujourd'hui de l'histoire ancienne. De nos jours, la marche rapide n'est plus perçue comme le sport alibi de ceux qui ne peuvent pas courir. Et c'est très bien ainsi, car en associant la marche et le jogging, on peut concocter un merveilleux programme de course de fond version *soft*, qui permet de renouveler un peu une pratique sportive tout en proposant un nouveau défi à relever.

Le nom de l'activité est éloquent : au lieu de courir en vous donnant à fond jusqu'à risquer l'accident, vous dosez vos efforts de façon à toujours laisser votre organisme récupérer entre deux séances.
Un peu comme dans le Power Walking (voir page 75), vous alternez, dans la course de fond douce, des phases plus rapides (course), et des phases plus lentes (marche). C'est pourquoi la course de fond version *soft* est idéale pour les débutants.

Une intensité en pointillés

Du fait du rythme élevé auquel ils se soumettent, les joggers débutants voient toujours leur pouls s'accélérer rapidement. Résultat : non seulement ils sont essoufflés, mais, de plus, ils surmènent leur appareil circulatoire et brûlent peu de graisses. Après l'entraînement, ils sont épuisés et de mauvaise humeur, ce qui ne les incite guère à recommencer.
Avec la version douce de la course de fond, en revanche, les phases de marche et les étirements qui viennent s'intercaler entre les phases de course permettent de ralentir le pouls, voire l'empêchent de monter en flèche. Ainsi, vous vous entraînez presque automatiquement avec une fréquence cardiaque optimale.

S'étirer entre deux épisodes de course

La détente et le relâchement musculaires jouent également un rôle important dans la course de fond douce, et ce, pas seulement en fin d'entraînement, mais aussi en cours de pratique. Outre le rythme modéré auquel vous pratiquez, ces pauses vous aident d'autant plus à rester détendu pendant chaque phase de l'entraînement que la phase d'étirement permet de réguler le souffle, ce qui contribue encore à la détente. Pour trouver les étirements les plus appropriés, reportez-vous pages 34 et suivantes.

CONSEIL

COMMENT RÉGULER SON POULS

Si votre fréquence cardiaque s'accélère trop pendant une phase de course, anticipez le retour à la marche, ou bien ajoutez une série supplémentaire d'étirements.

Objectifs de l'entraînement

Sport d'endurance modéré qui améliore la forme physique et sculpte la silhouette, la course de fond douce est idéale pour tous ceux qui ont quelques kilos à perdre ou qui veulent tout simplement stimuler un peu plus leur appareil cardiovasculaire. Cette activité contribue en outre à éliminer les hormones de stress dans l'organisme, et ce, durablement : ainsi, si vous courez régulièrement, vous constaterez que vous avez plus de facilité à garder votre calme au quotidien.
Ce programme d'entraînement est également parfait pour tous ceux qui veulent passer de la marche rapide au jogging, ou encore qui souhaitent pratiquer les deux disciplines. En effet, l'alternance répétée de phases de marche et de course habitue progressivement le corps à être davantage

sollicité, de sorte qu'il est peu à peu en mesure de maintenir une vitesse de déplacement élevée pendant des trajets plus longs. L'amélioration de la forme physique est alors tout à fait perceptible.

Courir par intermittence

En pratiquant la course de fond douce, vous combinez les techniques de la marche rapide et du jogging. Nous vous avons déjà expliqué les mouvements de la marche rapide (voir page 24). Pour la course aussi, la position du corps est primordiale, tout comme le mouvement des bras et des jambes.
Contrairement à ce qui se passe pendant la marche rapide, lorsqu'on court, les deux pieds décollent brièvement du sol simultanément à chaque foulée. Pendant cette phase en suspension, qui se situe entre le moment où vous décollez les pieds et celui où vous les reposez, vous n'êtes plus en contact avec le sol. Ne levez pas trop les pieds, car plus vous vous envolez haut, plus le choc est fort lorsque vous retombez, ce qui vous coûte de l'énergie et épuise vos chevilles. Vous devez en effet réceptionner le triple de votre poids !

Pas à pas

La longueur de la foulée doit être telle qu'à l'atterrissage, le pied se pose sur le sol exactement au-dessous du centre de gravité. Mieux vaut donc faire de nombreuses petites foulées que quelques grands pas. En effet, si vous avancez trop par rapport à votre centre de gravité, vous allez devoir freiner à nouveau votre élan vers l'avant à chaque fois que vous posez pied à terre.
Vous devez par ailleurs vous entraîner à bien reposer le pied à terre après la phase en suspension, d'autant plus qu'il n'existe pas une seule technique de course, mais trois, selon la partie du pied qu'on pose au sol en premier : la partie médiane du pied, le talon ou la pulpe. Aucune n'est a priori idéale, chacune ayant ses avantages et ses inconvénients.

Courir sur la partie médiane du pied

Cette technique convient surtout aux débutants ou aux individus en surpoids, car le poids du corps est bien réparti sur la plante du pied. Vous atterrissez sur la partie médiane du bord externe du pied, le talon pointé vers le bas, jusqu'à ce que vous reposiez sur l'ensemble du pied. Déroulez alors le pied vers l'avant en soulevant le talon pour prendre à nouveau appui sur la pulpe du gros orteil. Cette technique est idéale sur terrain plat.

Courir sur les talons

En courant ainsi, vous atterrissez en posant le bord externe du talon à terre, puis vous pivotez le pied vers l'intérieur,

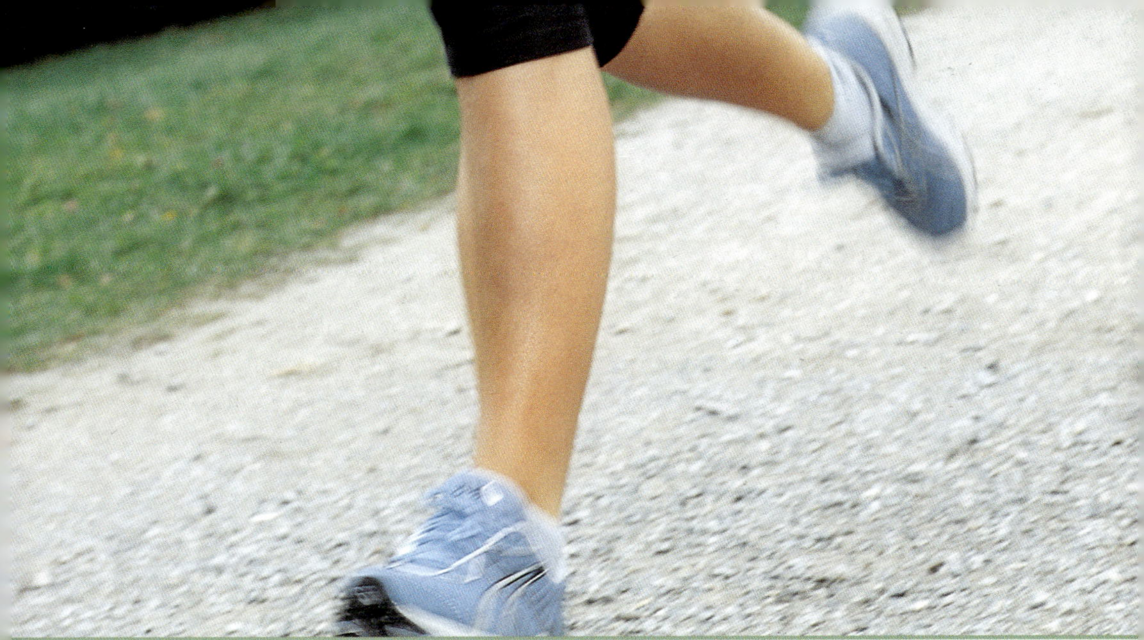

Lorsque vous courez, vos deux pieds décollent du sol pendant une courte phase de suspension.

jusqu'à ce que toute la semelle repose sur le sol. Cette solution est conseillée en montée ou encore pour parcourir de longues distances. Toutefois, si vous ressentez des douleurs dans le talon, la cheville, le genou ou la colonne vertébrale, il est préférable de changer de technique.

Courir sur la pulpe des pieds

Dans cette variante, vous atterrissez sur la pulpe du pied, c'est-à-dire la partie antérieure de la plante, juste au-dessous des orteils, puis vous posez la plante du pied proprement dite au sol, et enfin très brièvement le talon, avant de décoller à nouveau l'arrière du pied pour revenir sur la pulpe. Courir sur la pulpe des pieds est idéal lorsque le terrain monte ou si vous voulez piquer un sprint. Mais dans le cadre d'une pratique *soft*, où la vitesse est secondaire, mieux vaut choisir une autre technique de course. Cette solution est également déconseillée si vous avez des douleurs dans le tendon d'Achille ou dans le mollet.

Le buste et les bras

Comme pour la marche rapide, gardez le buste droit pour courir. Relâchez les épaules et tirez-les légèrement en arrière, pour avoir le dos bien droit. Regardez quelques mètres devant vous, ainsi vous ne contracterez ni la nuque ni la zone des épaules et vous éviterez les obstacles. Fléchissez les bras pratiquement à angle droit, et balancez-les tranquillement. Ne serrez pas les poings, gardez au contraire les mains légèrement entrouvertes.

Programme d'entraînement

Trois séances hebdomadaires de 30 à 45 minutes chacune suffisent pour tirer profit au maximum de la pratique du jogging version *soft*. Le programme que nous vous proposons ci-dessous convient aussi bien aux débutants qu'aux avancés.

Semaines 1 à 8

Au cours des huit premières semaines, courez et marchez en tout 30 minutes pendant chaque séance. Si vous incluez les étirements, comptez 45 minutes environ. Prévoyez deux à trois séances hebdomadaires pendant les quatre premières semaines, trois à quatre à partir de la cinquième. Pendant toute la séance, veillez à ce que votre pouls corresponde à 60 à 75 % de votre pouls maximal (voir tableau page 49).

Déroulement d'une séance type :

- Commencez par marcher pendant 5 minutes environ pour vous échauffer.
- Enchaînez en courant 2 minutes en petites foulées, mais pas trop vite.
- Ralentissez à nouveau le rythme et marchez pendant une minute.
- C'est maintenant le moment de faire quelques étirements du buste (voir pages 34 et suivantes), en respirant calmement et profondément.
- Marchez à nouveau pendant une minute.
- Accélérez le rythme et courez pendant 2 minutes.
- Marchez pendant une minute.
- Courez pendant 3 minutes.
- Marchez pendant une minute.
- Courez pendant 3 minutes.
- Marchez une minute à rythme modéré en levant les bras au-dessus de la tête sur l'inspir et en inspirant dans le ventre, puis en abaissant les bras sur une expiration lente. Continuez à respirer ainsi en adoptant un rythme naturel et en accompagnant la respiration avec le mouvement des bras.
- Courez pendant 4 minutes.
- Marchez pendant une minute.
- Courez pendant 2 minutes.
- Pour terminer, marchez pendant 4 minutes.

INFO

PROGRAMME D'ENTRAÎNEMENT DE COURSE DE FOND DOUCE

Semaines	1–4	5–8	9–12
Pouls optimal (en pourcentage du pouls maximal)	60–75 %	60–75 %	75 %
Durée d'une séance (en minutes)	45	45	60
Nombre de séances hebdomadaires	2–3	3–4	3–5

- Enfin, étirez à fond les mollets, les cuisses et le bassin.

Semaines 9 à 12

À partir de la neuvième semaine, essayez de courir suffisamment vite pour que votre fréquence cardiaque atteigne pendant toute la durée de la séance 75 % de votre pouls maximal (voir tableau page 49).
Augmentez également la durée, mais aussi la fréquence des séances, de façon à courir trois à cinq fois par semaine. Avec les étirements, comptez désormais une heure par séance. Vous courez et/ou marchez donc 15 minutes de plus.

Déroulement d'une séance type :

- Commencez par marcher pendant 5 minutes environ pour vous échauffer.
- Courez pendant 2 minutes.
- Marchez pendant une minute.
- Courez pendant 3 minutes.
- Marchez pendant une minute.
- C'est maintenant le moment de faire quelques étirements (voir pages 34 et suivantes) : Étirez la poitrine, puis la nuque et enfin le dos.
- Marchez à nouveau pendant une minute.
- Courez pendant 2 minutes.
- Marchez pendant une minute.
- Courez pendant 3 minutes.
- Marchez pendant une minute.
- Courez pendant 4 minutes.
- Marchez pendant une minute.
- Courez pendant 5 minutes.
- Marchez une minute à rythme modéré en levant les bras au-dessus de la tête en inspirant profondément en gonflant le ventre, puis en abaissant les bras en expirant lentement. Continuez à respirer ainsi en adoptant un rythme naturel et en accompagnant la respiration avec le mouvement des bras.
- Courez pendant 5 minutes.
- Marchez pendant une minute.
- Courez pendant 4 minutes.
- Pour terminer, marchez 4 minutes.
- Enfin, étirez à fond les mollets, les cuisses et le bassin.

CONSEIL

MESURER LE TEMPS

Pour pouvoir alterner correctement phases de marche et de course, l'idéal est de vous entraîner avec un pulsomètre donnant aussi l'heure.

À partir de la 13e semaine

Essayez de conserver durablement la bonne condition physique que vous avez acquise. Pour ce faire, dégagez au moins trois fois une heure par semaine pour vous consacrer à la course de fond douce, ou bien remplacez de temps en temps une séance de marche rapide par une séance de jogging *soft*.

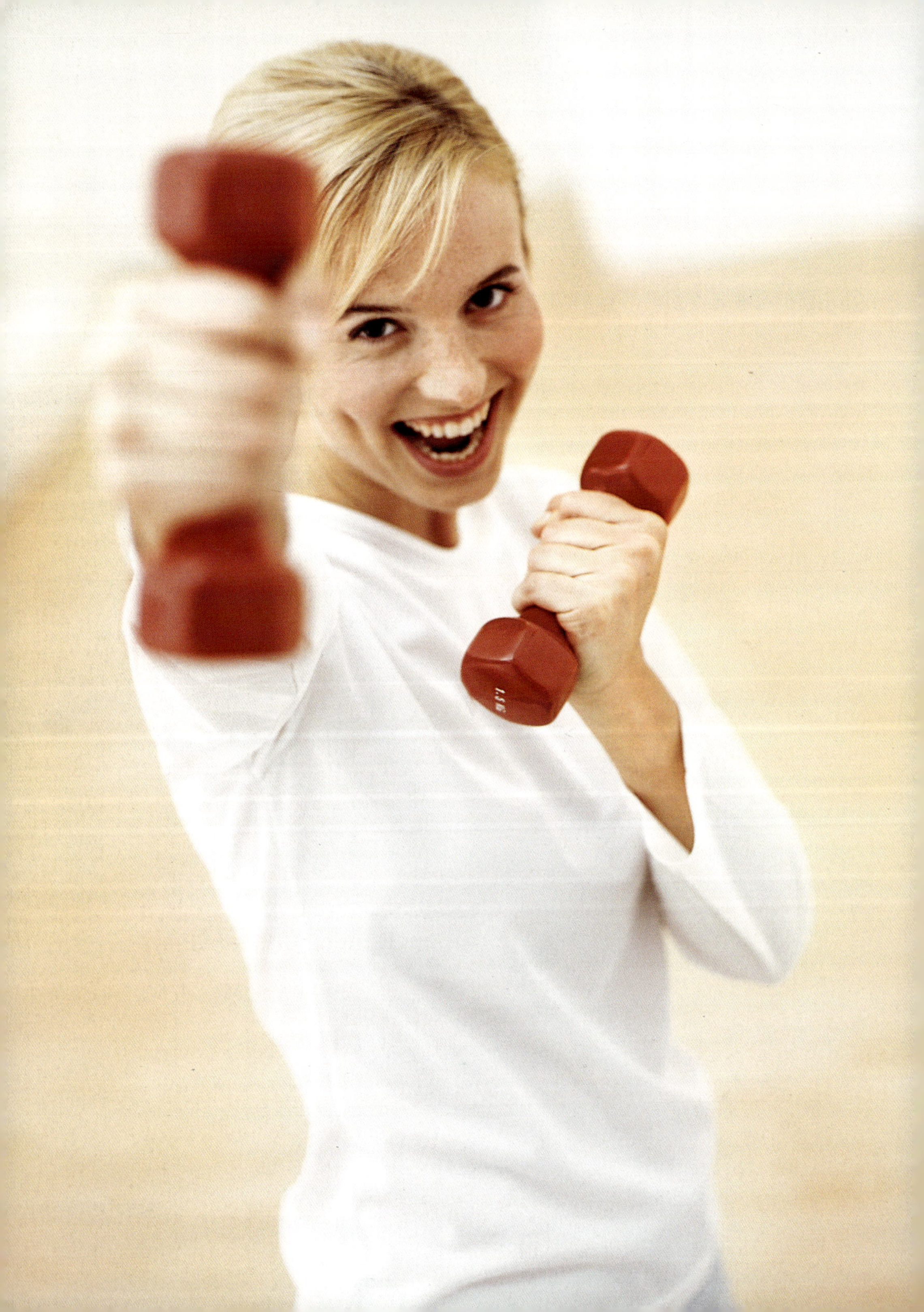

Autres formes de marche rapide

Dans ce chapitre, nous allons aborder trois autres variantes de la marche rapide qui répondent à des besoins spécifiques. Le Shape Walking a pour but de faire fondre les kilos tout en renforçant la musculature qui va de pair. Le Wellness Walking, idéal pour lâcher prise, allie méditation ambulatoire et technique de bien-être orientale. Le dernier programme s'adresse aux femmes enceintes et aux jeunes mamans qui souhaitent continuer à marcher.

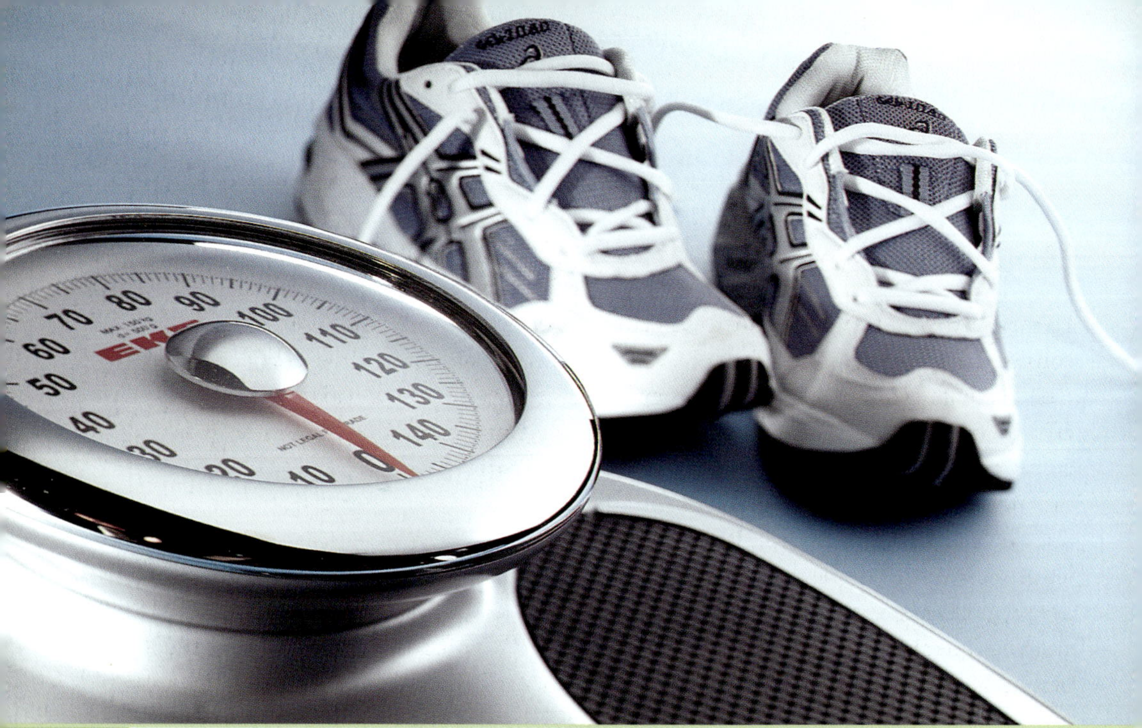

Le Shape Walking

L'objectif numéro un du Shape Walking est d'embellir la silhouette. Bien sûr, cette activité, comme tout exercice physique, a aussi des effets bénéfiques sur la santé et le bien-être. Toutefois, l'association de l'endurance et de la musculation est tout bonnement imbattable lorsqu'il s'agit de maigrir et de raffermir sa silhouette. Alors oubliez régimes miracles et autres jeûnes drastiques et mettez-vous au Shape Walking ! En effet, si vous pratiquez suffisamment, vos réserves de graisse vont fondre, vos muscles se développer et vos kilos s'envoler durablement. Tout ceci prend certes un peu plus de temps qu'avec un régime éclair, mais vous évitez ainsi l'effet yo-yo. Il est bien sûr indispensable d'adopter aussi une alimentation équilibrée. Mais vous allez voir, dès que vous allez commencer à vous entraîner régulièrement, votre organisme lui-même vous surprendra par ses envies, car vous constaterez qu'il s'agira essentiellement de fruits, de légumes et autres « poids légers » !

Maigrir sur la durée

La meilleure recette pour perdre du poids consiste à faire un sport d'endurance, car c'est l'activité la plus énergivore. C'est en effet uniquement lorsque l'organisme consomme davantage d'énergie, c'est-à-dire plus de calories qu'il n'en absorbe, que l'on maigrit durablement. Par ailleurs, seule une pratique sportive régulière apprend au corps à ne pas puiser systématiquement l'énergie dont il a besoin dans les réserves de glucides immédiatement disponibles, mais à s'attaquer plutôt aux amas graisseux.
Le second secret d'une perte de poids durable réside dans le travail musculaire, car plus on est musclé, plus on consomme d'énergie. Qui plus est, c'est seulement dans les muscles qu'on peut brûler des graisses. Et pas seulement pendant qu'on fait du sport ! En effet, avec la pratique régulière d'un sport, le métabolisme énergétique global de l'organisme brûle davantage de calories, même quand on n'est pas en train de faire de l'exercice. Chaque nouveau gramme de muscle constitue donc un pas de plus vers une silhouette de rêve.

Façonner sa silhouette

Si vous êtes globalement satisfait de votre poids, mais souhaitez tout de même raffermir un peu votre silhouette, le Shape Walking est le sport idéal pour vous. En effet, si la marche rapide améliore par essence votre forme physique et votre souplesse s'ajoutent ici des exercices musculaires propres à cette variante qui vont vous muscler davantage, sculptant ainsi votre corps.

Comment s'entraîner

Comme nous venons de l'expliquer, le Shape Walking ne consiste pas seulement à brûler le plus grand nombre possible d'amas graisseux par la pratique d'un sport d'endurance, cette activité s'attache également à développer la musculature. Et les muscles ne se contentent pas de sculpter la silhouette, ils consomment aussi de l'énergie. C'est pourquoi chaque séance de marche est assortie d'une phase de musculation très complète qui fait travailler les principales zones musculaires.
La fréquence de vos séances dépend de l'objectif que vous vous êtes fixé. Pour perdre beaucoup de poids, vous devriez marcher cinq fois par semaine, dont trois en effectuant le programme de musculation complet. Si vous souhaitez simplement raffermir votre silhouette, trois séances de marche complétées par les exercices de musculation suffisent.
Quoi qu'il en soit, il est indispensable de permettre à votre organisme de souffler après ces nouvelles sollicitations intenses. Entre deux séances complètes, laissez

donc passer au moins un jour sans marche, voire de repos complet. En effet, le mieux peut être l'ennemi du bien. Si vous ne laissez pas à votre organisme le temps de se régénérer, il ne sera pas en mesure de refaire le plein d'énergie. Résultat : vos performances chutent et votre moral avec. Au bout de six semaines environ, votre corps s'est habitué à ce nouveau régime, de sorte que vous pouvez augmenter le nombre de séances hebdomadaires jusqu'à cinq.

Avez-vous atteint votre objectif, perdu vos kilos et raffermi votre silhouette ? Ne commettez pas l'erreur d'arrêter le Shape Walking ! Certes, vous n'êtes pas obligé de continuer à vous entraîner aussi souvent, mais sachez qu'au moins deux séances hebdomadaires complètes, avec le travail musculaire qui les accompagnent, sont nécessaires pour conserver vos acquis.

La musculation

Aucun risque ici de développer une masse musculaire trop importante, car les exercices de musculation que nous proposons sculptent le corps en douceur, tout en raffermissant les tissus. De plus, ils ont été mis au point tout spécialement pour cibler les « zones à problèmes » typiquement féminines. Restez toutefois à l'écoute de votre corps : si un exercice ne vous convient pas ou vous oblige à trop forcer, laissez-le tomber et passez au suivant. Réessayez tout de même un autre jour, pour voir si vous réussissez mieux à le faire.

La musculation ne se résume pas à soulever des poids, tout est dans la façon de pratiquer. Si vous voulez justement éviter de développer une masse musculaire trop importante, mais plutôt raffermir vos muscles, travaillez avec une intensité faible à modérée, mais en répétant les exercices un grand nombre de fois. Ne vous donnez pas à fond, forcez seulement de façon à avoir l'impression que vous pouvez encore faire un petit effort.

Quant à la façon dont vous allez solliciter une zone musculaire précise, tout dépend de votre condition physique.

INFO

SHAPE WALKING (OBJECTIF : PERDRE DU POIDS)

Semaines	**1 à 5**	**à partir de la 6e**
Pouls optimal (en pourcentage du pouls maximal)	60–70 %	60–70 %
Durée d'une séance de marche rapide (en minutes)	45	45–60
Nombre de séances hebdomadaires de marche rapide	5	5
Durée d'une séance de musculation complète, étirements compris (en minutes)	45	45
Nombre de séances hebdomadaires de musculation	3	3–5

> Si vous êtes débutant, commencez par une à deux séries de 15 mouvements chacune.
> Les avancés peuvent aller jusqu'à trois à quatre séries de 15 à 20 mouvements. Entre deux séries, accordez-vous une pause d'une minute pour que la zone sollicitée puisse se régénérer.

Très important : pour les exercices qui font travailler séparément la gauche et la droite du corps, pensez toujours à changer de côté avant de passer à l'exercice suivant.

Commencez par marcher, puis musclez-vous

Il serait certes plus ludique de varier les plaisirs et d'interrompre de temps en temps la séance de marche par quelques exercices de musculation. Cependant, pour bien activer la combustion des graisses, il est préférable de réaliser la séance de marche rapide d'une traite avant de passer au travail musculaire ciblé. Par beau temps, vous pouvez effectuer la phase de musculation en plein air. Toutefois, comme certains exercices nécessitent que vous vous allongiez sur le sol ou sur un banc, cela n'est pas conseillé en toutes saisons. Autre possibilité : commencez par faire la musculation à la maison avant de partir marcher. Par ailleurs, ne vous arrêtez pas plus de quelques minutes entre la marche et le travail musculaire, juste le temps nécessaire pour retirer votre blouson et vos chaussures, pour ne pas vous refroidir et éviter de devoir vous échauffer à nouveau. Si vous vous accordez une pause plus longue, courez sur place ou dansez sur votre musique préférée pendant cinq minutes avant de procéder au travail musculaire.

Respirez correctement

La respiration est l'un des aspects qui posent le plus fréquemment problème pendant l'entraînement de Shape Walking. C'est en effet souvent pendant un effort particulièrement intense qu'on retient son souffle, ce qui est une grave erreur. Lorsque vous faites de la musculation, veillez donc absolument à expirer complètement pendant que vous forcez

INFO

SHAPE WALKING (OBJECTIF : RAFFERMIR SA SILHOUETTE)

Semaines	1 à 5	à partir de la 6e
Pouls optimal (en pourcentage du pouls maximal)	60–70 %	60–70 %
Durée d'une séance de marche rapide (en minutes)	30–45	30–45
Nombre de séances hebdomadaires de marche rapide	3	5
Durée d'une séance de musculation complète, étirements compris (en minutes)	45	45
Nombre de séances hebdomadaires de musculation	3	3–5

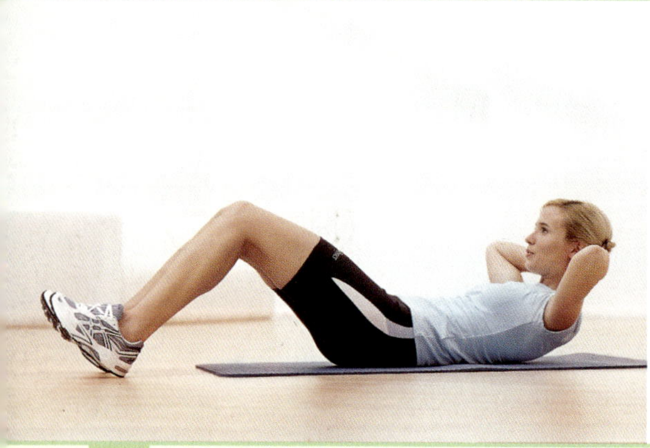

1 2 séries de 15

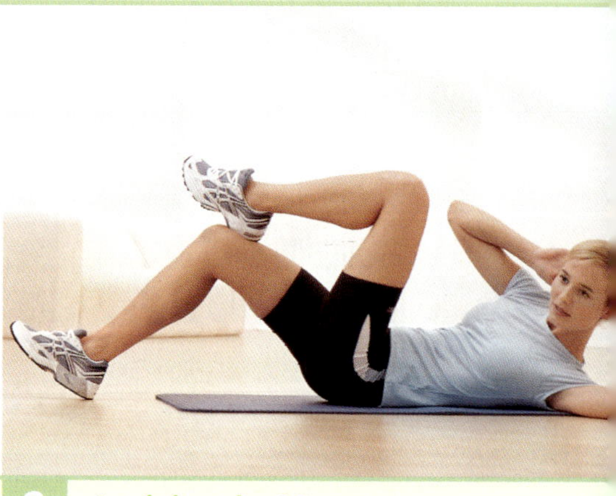

2 2 séries de 15

(c'est-à-dire pendant que vous contractez les muscles), puis à inspirer à nouveau lorsque vous les relâchez. Le fait de faire un léger bruit avec la bouche sur l'expir permet souvent de respirer plus consciemment.

Les meilleurs exercices de musculation

Les exercices suivants vont vous permettre de faire travailler toutes les zones musculaires importantes, de la tête aux pieds.

Les grands droits

> Allongez-vous sur le dos, les jambes fléchies, les talons au sol, la plante des pieds et les orteils décollés du sol. Soutenez votre nuque avec les mains, les coudes bien écartés. Contractez les abdominaux et plaquez les lombaires au sol.
> Inspirez profondément, puis, sur l'expir, décollez le dos en enroulant la colonne vertébrale sans à coup depuis les lombaires jusqu'aux dorsales. 1
> Retenez votre souffle quelques secondes, puis sur l'inspir suivant, reposez lentement le dos au sol en déroulant la colonne.

Les obliques

> Reprenez la même position de départ que pour l'exercice précédent, puis posez le pied gauche sur la cuisse droite, à l'extérieur du genou droit. Rentrez le ventre et plaquez bien les lombaires au sol. Inspirez profondément.
> Sur l'expir, amenez lentement l'épaule droite vers le genou gauche en écartant bien les coudes. 2
> Maintenez brièvement la posture, puis redescendez lentement sur l'inspir.
> Après avoir fait 2 séries de 15, changez de côté.

Détente : Allongez-vous sur le dos et décrivez plusieurs cercles autour du nombril

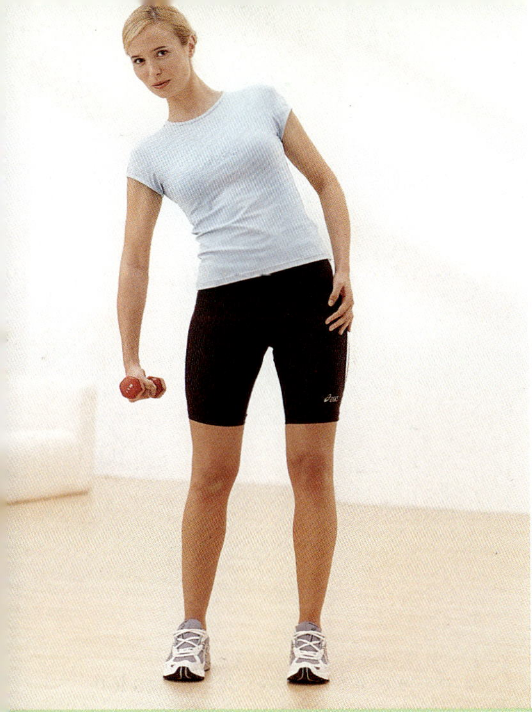

3 **2 séries de 15**

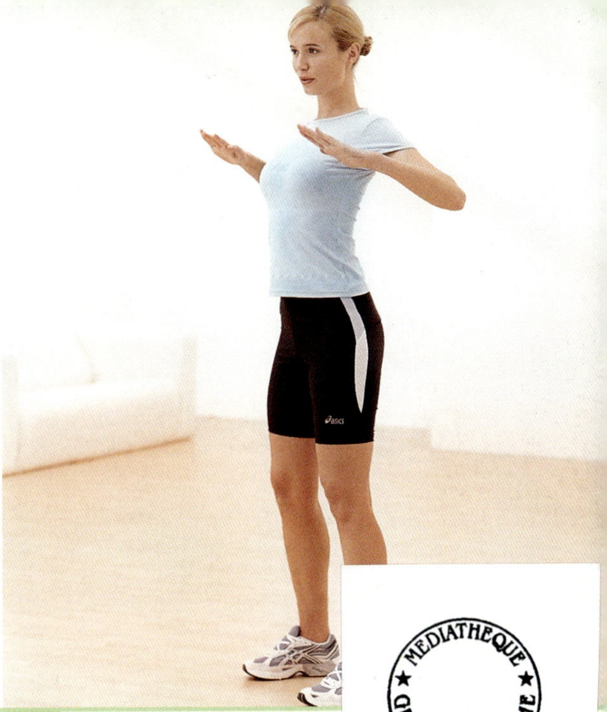

4 **2 séries de 15**

avec la main, dans le sens des aiguilles d'une montre, pour détendre les muscles et éviter les courbatures.

La taille

- Mettez-vous en position debout, les pieds écartés de la largeur des épaules. Inspirez.
- Sur l'expir, fléchissez le buste vers la droite tout en tirant la main gauche le plus possible vers le bas, le long de la jambe gauche, et en veillant à ne pas vous pencher en avant. Si vous voulez intensifier le mouvement, prenez un haltère de 1 kg ou une bouteille en plastique remplie d'eau dans la main droite. 3
- Sur l'inspir suivant, redressez-vous sans à coup.
- Après avoir fait 2 séries de 15, changez de côté.

Important : Lorsque vous faites des abdominaux, pensez toujours à garder le dos bien droit pour éviter les douleurs lombaires.

Le haut du dos

- Fléchissez les bras latéralement, à hauteur des épaules, la paume des mains tournée vers le bas, les doigts pointés vers l'avant. Contractez le ventre et les fessiers et inspirez.
- Sur l'expir, tirez les coudes 5 à 10 cm en arrière et vers le bas, sans contracter les épaules. 4
- Sur l'inspir suivant, ramenez les bras en avant.

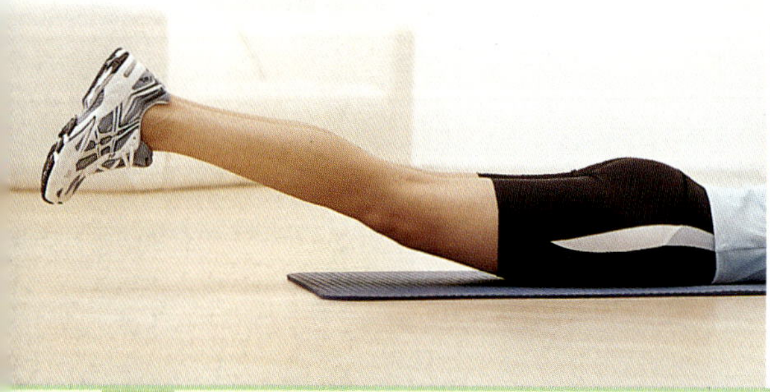

5 **2 séries de 15**

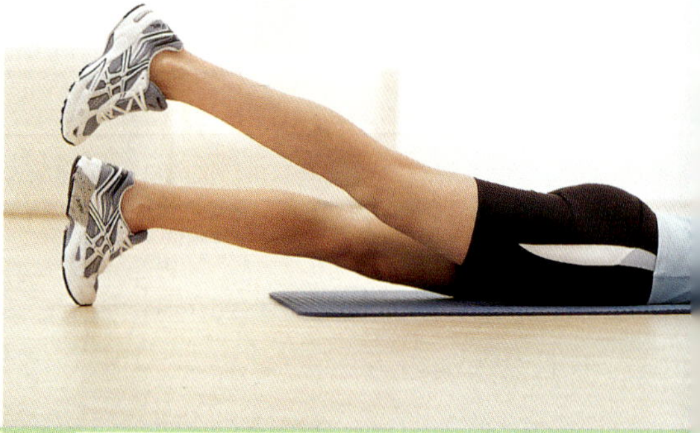

6 **2 séries de 15**

Les lombaires

> Allongez-vous sur le ventre, les bras croisés devant vous, les mains posées l'une sur l'autre. Posez le menton sur les mains. Les pieds flex, les orteils posés au sol, contractez les fessiers et plaquez le ventre contre le sol.

> Sur l'inspir, soulevez les deux pieds joints de quelques centimètres, en gardant les jambes tendues. 5

> Tenez la posture pendant 5 secondes, puis expirez. Abaissez à nouveau les pieds sans les poser au sol, puis remontez les jambes en inspirant.

Les fessiers

> Restez allongé sur le ventre. Les pieds flex, posez la pointe des orteils au sol et contractez les abdominaux et les fessiers sur l'inspir.

> Sur l'expir, soulevez lentement la jambe droite en la gardant bien tendue. 6

> Sur l'inspir, abaissez la jambe sans reposer la pointe du pied au sol.

> Après avoir fait 2 séries de 15, changez de côté.

Important : pour éviter de cambrer en faisant cet exercice, vous pouvez glisser une serviette roulée sous votre ventre.

L'avant des cuisses

> Mettez-vous en position debout, les pieds écartés de la largeur des épaules, les mains posées sur les cuisses. Inspirez.

> Sur l'expir, tirez lentement les fessiers vers l'arrière et vers le bas comme si

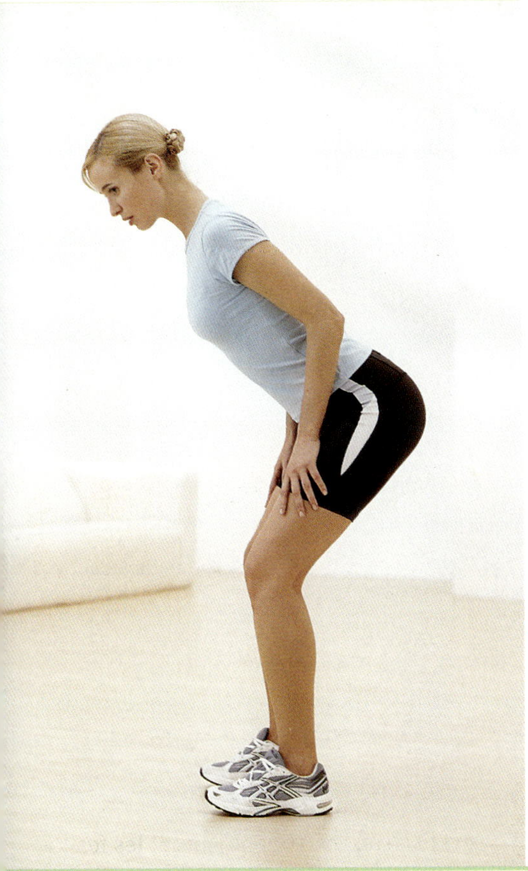

7 **2 séries de 15**

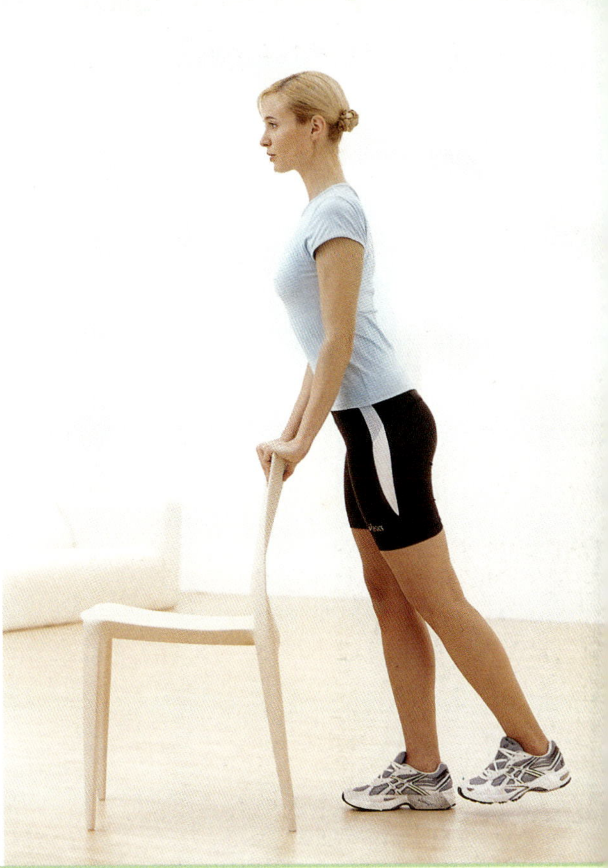

8 **2 séries de 15**

vous vouliez vous asseoir sur une chaise, en gardant le dos bien droit, la tête dans l'alignement de la colonne vertébrale. 7

- Revenez lentement en position de départ en inspirant à nouveau.

Important : attention de ne pas trop abaisser les fessiers. Pour ne pas solliciter excessivement les genoux, gardez un angle d'au moins 90° entre les cuisses et les jambes.

L'arrière des cuisses

- Mettez-vous en position debout, derrière une chaise, les mains posées sur le dossier. Sur l'inspir, penchez légèrement le buste en avant, en gardant le dos bien droit. Veillez à ne pas cambrer.
- Sur l'expir, tendez la jambe gauche en arrière et soulevez-la de 20 cm environ, le pied flex. 8
- Sur l'inspir, abaissez à nouveau le pied, sans le poser totalement sur le sol.
- Après avoir fait 2 séries de 15, changez de côté.

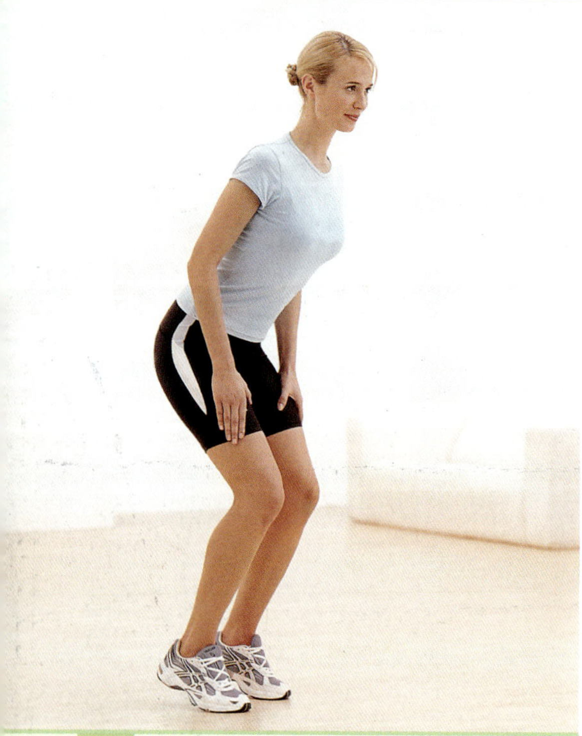

9 2 séries de 15

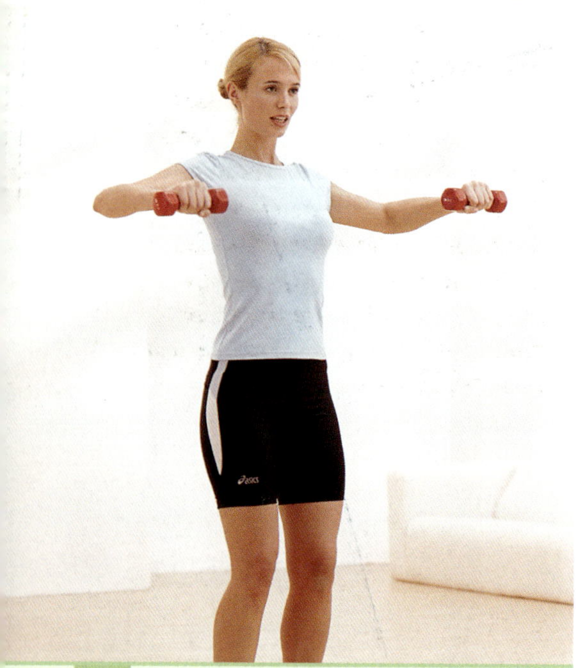

10 2 séries de 15

Les mollets

- Mettez-vous en position debout, les pieds écartés de la largeur des épaules. Sur l'inspir, fléchissez légèrement les genoux et posez les mains sur les cuisses.
- Sur l'expir, soulevez les talons sans à coup et comptez jusqu'à 5. 9
- Sur l'inspir suivant, abaissez à nouveau les talons, sans les reposer au sol.

Les épaules

- Mettez-vous en position debout, les pieds écartés de la largeur des épaules, les genoux légèrement fléchis, un haltère de 1 kg ou une bouteille d'eau de 1 litre dans chaque main. Les bras le long du corps, fléchissez sur l'inspir les avant-bras à angle droit vers l'avant, la paume des mains tournée vers le bas.
- Sur l'expir, levez les bras à l'horizontale, à hauteur des épaules. 10
- Sur l'inspir suivant, abaissez à nouveau lentement les bras en gardant le buste bien immobile.

Les biceps

- Reprenez la même position de départ et pivotez les avant-bras de façon à tourner la paume des mains vers le haut. Inspirez.
- Sur l'expir, soulevez les avant-bras sans à coup de façon à réduire l'angle du coude à 45° environ. 11
- Sur l'inspir suivant, abaissez à nouveau lentement les bras.

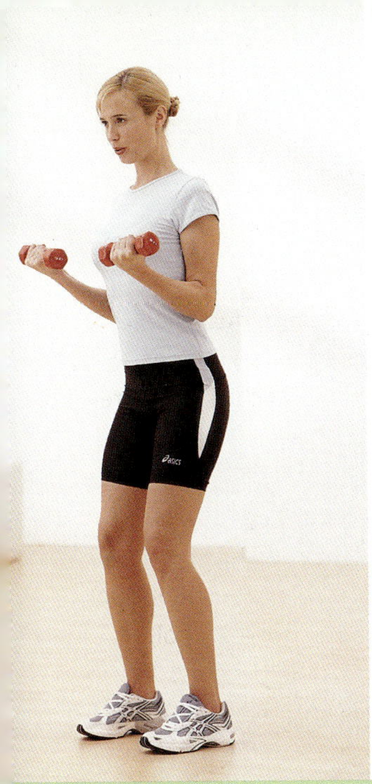

11 2 séries de 15

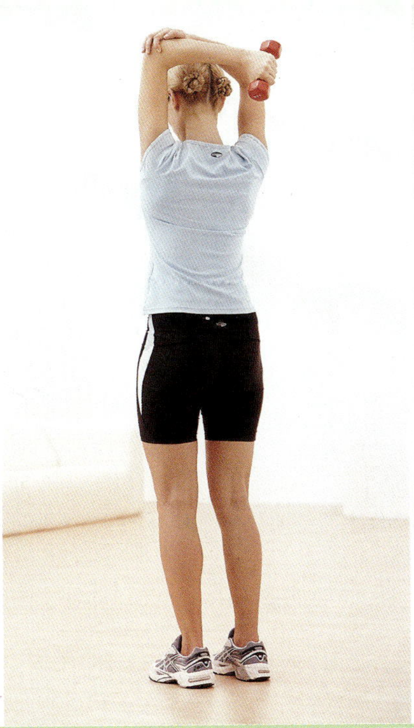

12 2 séries de 15

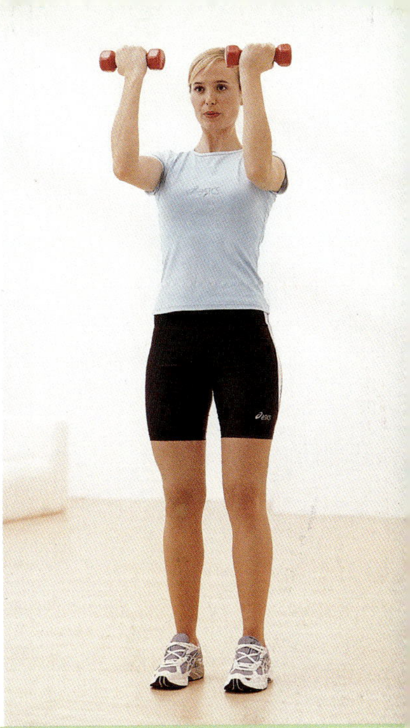

13 2 séries de 15

Les triceps

- Reprenez la même position de départ, en prenant cette fois un haltère de 1 kg dans la main gauche seulement. Fléchissez le bras gauche, soulevez-le et amenez-le derrière la tête, le bras contre l'oreille. Maintenez le coude avec la main droite. Inspirez. 12
- Sur l'expir, tendez lentement l'avant-bras vers le plafond sans bouger le bras et sans tendre complètement le coude.
- Sur l'inspir, rabaissez lentement l'avant-bras.
- Après avoir fait 2 séries de 15, changez de côté.

Les pectoraux

- Revenez en position debout, un haltère dans chaque main. Fléchissez maintenant les bras à angle droit devant vous, puis levez les avant-bras à l'horizontale, à hauteur des épaules. Les bras sont parallèles entre eux, les pouces tournés vers l'extérieur. Inspirez.
- Sur l'expir, pivotez lentement les bras sur le côté de 20 cm environ, sans à coup et sans abaisser les avant-bras. 13
- Sur l'inspir suivant, ramenez lentement les bras au centre, devant vous.

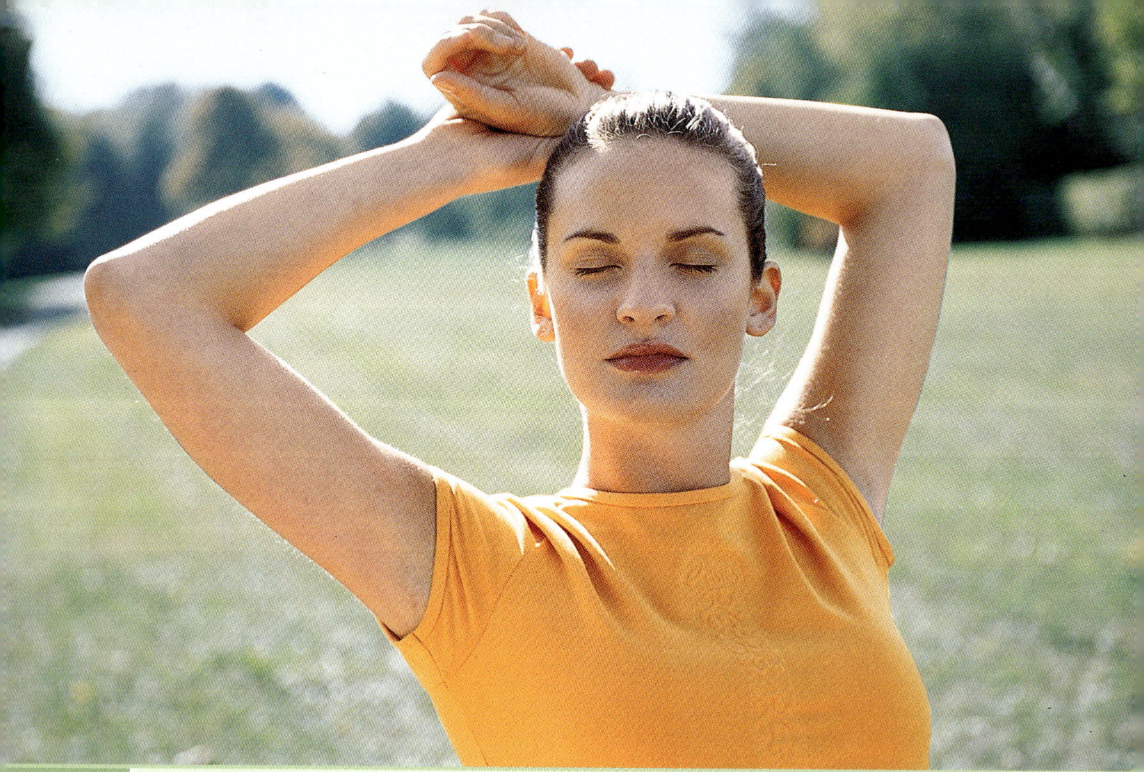

Le Wellness Walking

Bouger ne permet pas seulement de rester jeune et en forme. Si vous faites du sport régulièrement, vous allez vous sentir fort, conscient et satisfait de vous-même. Vous supporterez mieux les contraintes de la vie quotidienne et souffrirez moins de stress et de fatigue. Bref, vous vous sentirez tout simplement mieux dans votre peau.

S'il vous tient à cœur de lier bien-être et plaisir à votre pratique sportive, alors le programme de Walking Wellness, qui associe une variante douce de la marche rapide à des exercices de méditation ambulatoire ainsi qu'à des méthodes de relaxation d'origine asiatique, le Qi Gong et le yoga, est fait pour vous. Après une séance de ce type, vous aurez fait le plein d'énergie.

Dans cette pratique, les mouvements se font en rythme, avec une certaine harmonie. Ils s'enchaînent parfaitement, renforçant ainsi la perception de l'unité du physique, du mental et du spirituel.

Un bien-être venu d'Asie

Outre la pratique douce de la marche rapide, les postures issues du Qi Gong et du yoga que vous allez effectuer vont contribuer à éliminer le stress et vous aider à trouver l'équilibre et le calme intérieur.
Le Qi Gong est une sorte de gymnastique chinoise qui remonte à 5 000 ans. Elle contribue à renforcer le Qi, c'est-à-dire l'énergie vitale qui circule dans le corps, en empruntant certaines voies, appelées méridiens. Ces mouvements lents et fluides associés à une grande concentration et à une respiration consciente permettent de supprimer les blocages internes, de sorte que l'énergie vitale peut à nouveau circuler librement dans l'organisme.
Le Qi Gong s'avère donc très efficace contre le stress, l'abattement, le mal de dos et les problèmes cardiovasculaires.
Quant au yoga, il est bien plus qu'une simple gymnastique douce. Cette pratique exerce en effet une influence positive sur les organes internes, la respiration, le rythme cardiaque et la pression artérielle et réduit le taux des hormones du stress dans le sang.
Rien d'étonnant donc à ce que cette association de marche rapide, de Qi Gong et de yoga soit gage de bien-être à l'état pur.

Programme d'entraînement

Dans le cadre du Wellness Walking, il n'existe pas de consignes précises en matière de temps. En effet, un débutant devra marcher plus longtemps qu'un habitué pour atteindre un état de détente et de méditation. De même, le pouls et la vitesse ont seulement une importance secondaire. Il est bien plus indispensable de faire attention à sa respiration et de marcher en étant pleinement conscient de son propre corps.
Pendant ces moments, concentrez-vous sur vous-même et sur l'énergie vitale qui circule dans votre corps.
Pour obtenir cet effet, comptez au moins 1 à 2 heures pour une séance complète

CONSEIL

PRATIQUER AU RYTHME DE LA NATURE

Le Wellness Walking est particulièrement gratifiant si vous le pratiquez au lever ou au coucher du soleil : vous profitez ainsi du petit matin ou du crépuscule, et sentez s'éveiller le monde encore endormi, ou inversement s'apaiser le rythme soutenu et les tensions de la journée .

de Wellness Walking. En effet, vous devez effectuer les enchaînements de Qi Gong et les postures de yoga lentement, calmement, en pleine conscience. Pour atteindre l'état de détente visé, mieux vaut en effet laisser tomber quelques exercices plutôt que faire tout le programme trop vite en le bâclant.
Aucune limite supérieure en revanche : vous pouvez répéter chaque exercice autant de fois que cela vous fait du bien.

Variante douce de la marche rapide : 1re étape

Cherchez un environnement calme, à l'abri du bruit et de la circulation. Concentrez-vous sur le programme et sur vous-même, respirez profondément.

- Relâchez les épaules et mobilisez les pieds et le dos (voir à partir de la page 31). Dès les exercices de relaxation, veillez à faire des mouvements doux, fluides et harmonieux.
- Partez lentement, le dos droit, mais pas contracté, le corps détendu, l'esprit calme. Concentrez-vous sur la marche et accélérez le pas jusqu'à ce que le rythme vous soit agréable.
- Sentez l'air qui pénètre dans vos poumons et s'y accumule avant d'atteindre toutes les parties du corps. L'expiration mobilise toute votre énergie vitale : vous vous ouvrez et purifiez votre intérieur, ce qui vous permet de respirer de plus en plus profondément.
- En orientant votre souffle, vous pouvez aussi dissoudre certaines tensions. Respirez « dans les bras » ou « dans l'estomac » et sentez fondre les blocages énergétiques et l'énergie circuler à nouveau librement.
- Concentrez-vous sur la dimension rythmique de la marche. Sentez une agréable lourdeur envahir vos membres depuis vos pieds. Sentez le sol sous vos pieds, et l'énergie nouvelle qui vous pénètre.
- Faites peu à peu corps avec votre environnement. Ouvrez vos sens dans toutes les directions. À chaque inspir, le monde vivant qui vous entoure pénètre en vous. Vous avez le sentiment d'être

INFO

PROGRAMME D'ENTRAÎNEMENT DE WELLNESS WALKING

Durée de la 1re étape de marche rapide	20 à 40 minutes
Qi Gong	10 à 20 minutes
Durée de la 2e étape de marche rapide	20 à 40 minutes
Yoga	10 à 20 minutes
Pouls optimal pour la marche (en pourcentage du pouls maximal)	60 à 75 % du PM
Nombre de séances hebdomadaires de musculation	3 à 5

une petite partie d'un merveilleux tout universel. Vous vous sentez envahi par un sentiment de détente et de sécurité. Vous avez l'impression d'être une goutte d'eau dans le fleuve de la vie. Goûtez ce moment de pur bonheur.

- Interrompez maintenant cette séance de marche pour faire quelques exercices de Qi Gong.

Qi Gong

Position de départ

- Mettez-vous en position debout, calme et bien ancré dans le sol, les jambes légèrement ouvertes et pas complètement tendues. Basculez le bassin légèrement en avant et laissez pendre les bras de chaque côté du corps.
- Soulevez maintenant lentement les bras, comme si vous vouliez tenir un coussin sous chaque aisselle. Pivotez les mains légèrement en coupe de façon à pointer les doigts les uns vers les autres, comme s'ils étaient unis par un lien invisible. 1
- Étirez la tête vers le haut comme si un fil invisible la suspendait au ciel. Respirez profondément et en toute conscience pendant une minute, puis commencez les exercices.

Retour au calme

- Restez en position de départ. Soulevez les mains devant vous comme si vous portiez un saladier, les doigts d'une main pointés vers ceux de l'autre.

1

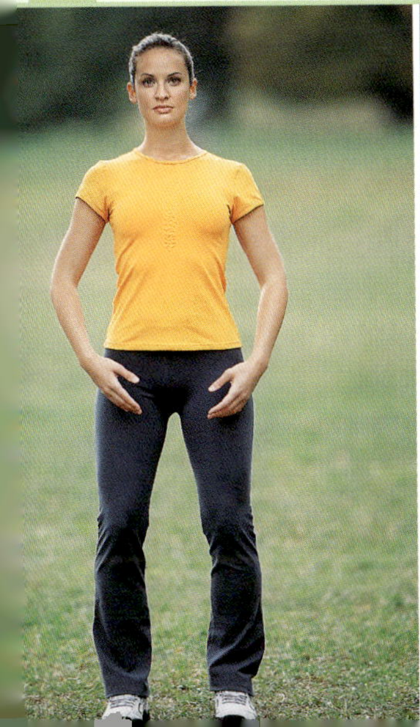

2 4 fois

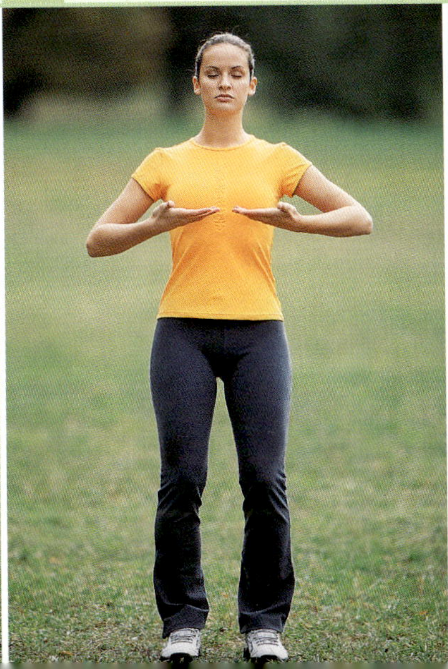

3 4 fois

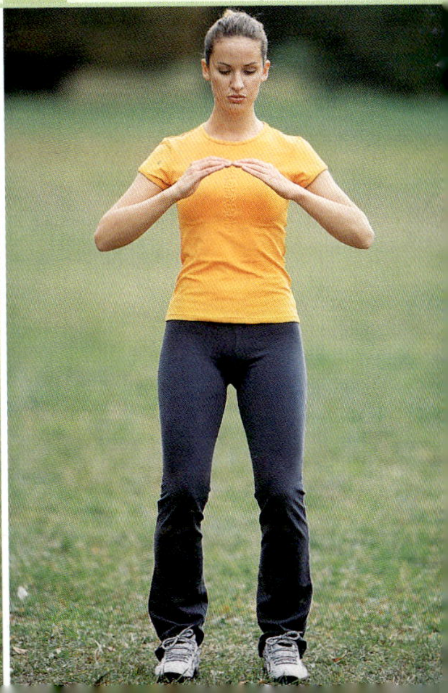

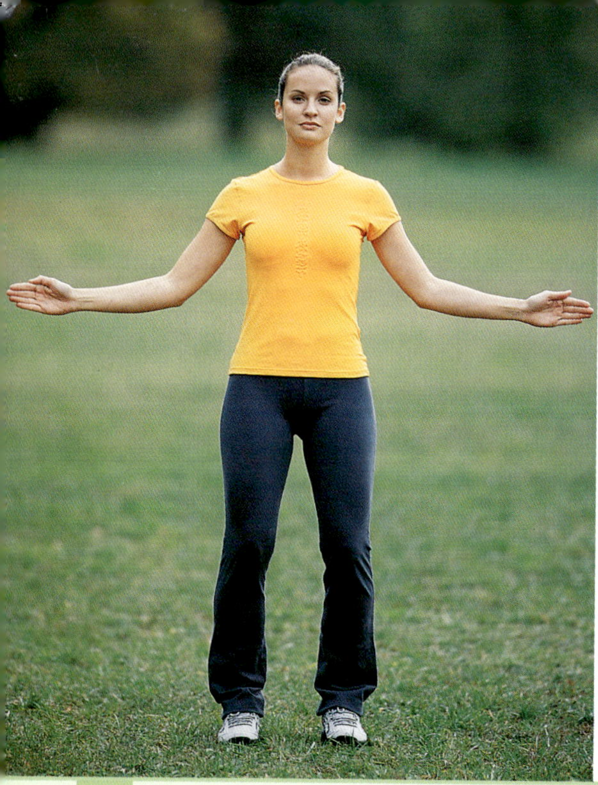

4 3 fois

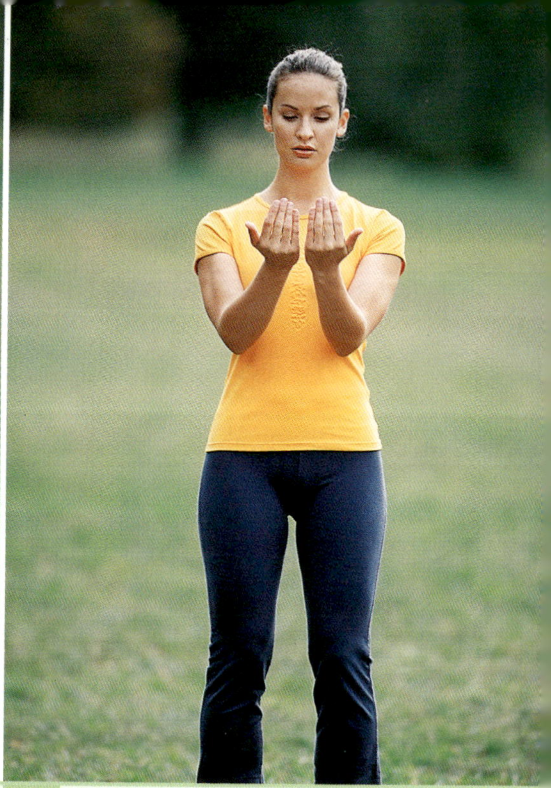

5 3 fois

- Sur l'inspir, montez les bras devant vous sans hausser les épaules. 2
- Une fois les mains à hauteur des yeux, pivotez la paume des mains vers le bas et redescendez lentement les mains en expirant lentement et profondément. 3
- Répétez l'exercice au moins quatre fois.

Saisir le ciel

- Ramenez les mains en position de départ, puis levez les bras sur le côté. Lorsqu'ils sont à 30° du corps, pivotez les mains dans un mouvement fluide de façon que les paumes soient tournées vers l'avant. 4
- Continuez à monter les bras jusqu'à hauteur de la tête, puis pivotez encore les mains de façon à tourner les paumes vers l'arrière et à pointer les pouces vers l'extérieur.
- Abaissez ensuite lentement les bras devant le corps, comme si vous portiez un saladier. 5
- Répétez l'exercice 3 fois.

Chasser le quotidien

- Revenez en position de départ, puis faites un pas en avant avec le pied gauche et transférez le poids du corps sur cette jambe. Dans le même

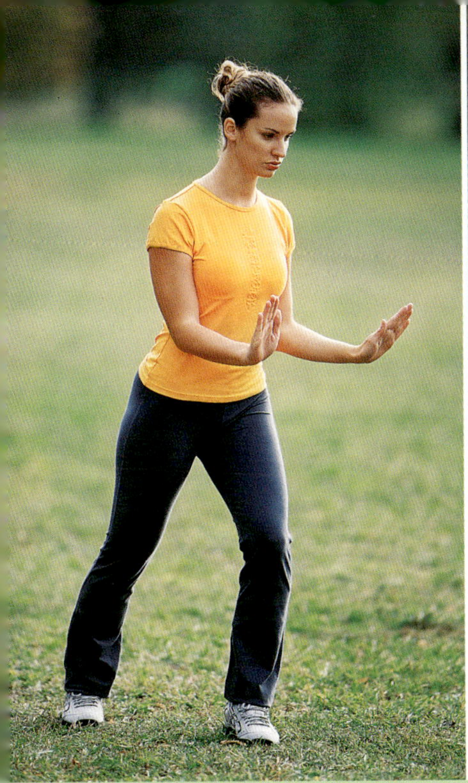

6 2 fois

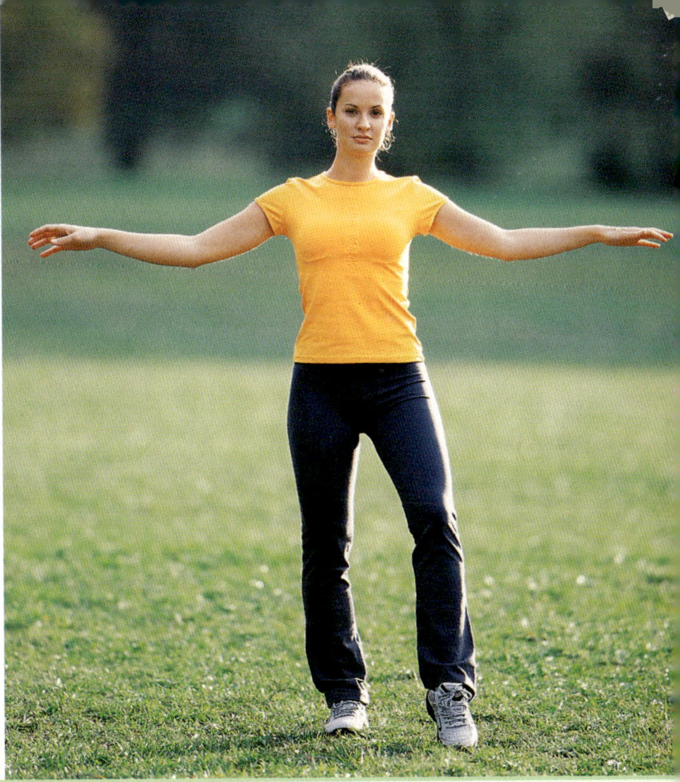

7 2 fois

temps, amenez les bras légèrement fléchis un peu en arrière.

- Poussez ensuite les bras en avant, les mains pointées vers le haut, la paume des mains tournée vers l'avant, comme si vous poussiez une masse. Gardez le corps dans l'alignement de la jambe droite, tendue en arrière. Ne pivotez pas le bassin et ne tendez pas complètement les bras. 6
- Pivotez la paume des mains vers vous et ramenez lentement les bras le long du corps, tout en ramenant la jambe gauche en position de départ.
- Changez de jambe et recommencez, en avançant le pied droit.
- Répétez l'exercice 2 fois de chaque côté.

Déployer ses ailes

- Revenez en position de départ, puis faites un pas en avant avec le pied gauche. Posez seulement la pulpe du pied au sol et transférez le poids du corps sur la jambe droite.
- Croisez les mains devant le ventre, puis écartez les bras en les amenant lentement à hauteur des épaules, comme si c'était des ailes, sans tendre complètement les coudes.
- Prenez lentement votre « envol » en décrivant de petits cercles dans les airs avec les bras sans bouger le

buste. 7 Prenez bien conscience du sentiment de bien-être qui s'installe pendant l'exercice.

- Changez et de jambe et répétez l'exercice au moins 2 fois de chaque côté.

Conclusion de la phase Qi Gong

- Avec la paume des mains bien étalée, décrivez à 4 reprises des cercles sur la région lombaire.
- En gardant les mains collées au corps, amenez-les ensuite vers l'avant puis laissez-les reposer un moment sous le nombril. Respirez profondément.

8

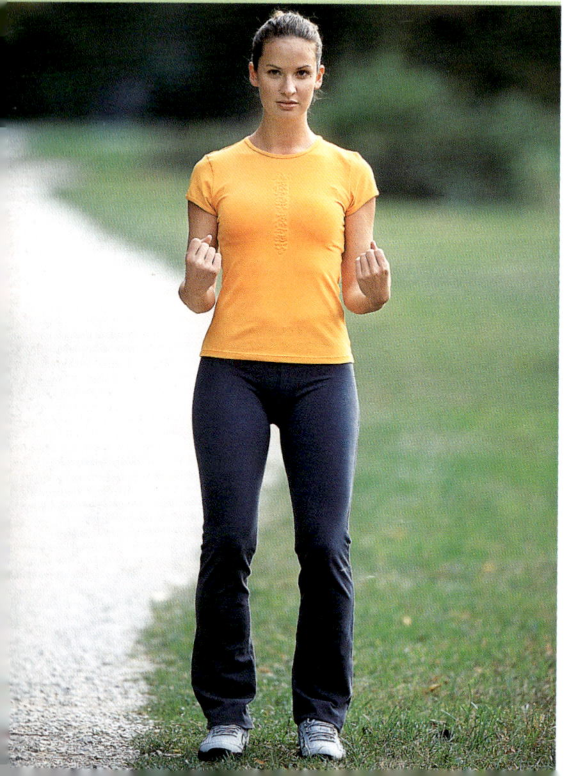

Variante douce de la marche rapide : 2e étape

Recommencez lentement à marcher, puis accélérer le rythme en fonction de vos besoins, et marchez comme pendant la première étape (voir page 106).
En fin d'étape, ralentissez jusqu'à ce que vous vous immobilisiez. Adoptez une position stable et calme, et sentez la lourdeur de votre corps descendre jusque dans vos pieds qui sont reliés à la terre comme les racines d'un arbre, puis la force et l'énergie de la terre pénétrer dans votre corps via les pieds. Faites enfin l'exercice suivant.

Retour au monde qui vous entoure

Cet exercice vous permet de revenir dans votre quotidien et de passer le reste de la journée calme, détendu et vigilant.
Renoncez-y si vous voulez aller vous coucher et dormir à la fin de la séance.

- Serrez les poings, contractez bien les muscles des bras et tirez-les plusieurs fois en arrière, en les gardant collés au corps. 8
- Respirez plusieurs fois profondément et bruyamment, en relâchant tous les membres et en regardant bien autour de vous.

Yoga

De retour à la maison, terminez votre programme de Wellness Walking par un peu de yoga, qui vous détendra tout en agissant comme une séance de stretching doux.

Le chat qui s'étire

- Mettez-vous à quatre pattes, bras et jambes à la verticale, pieds et mains posés au sol.
- Sur l'expir, laissez pendre la tête entre les épaules, amenez le menton contre le sternum et arrondissez bien le dos. Tenez cette posture au moins 2 minutes. 1
- Sur l'inspir, amenez ensuite la tête en arrière, creusez le dos et cambrez légèrement. Maintenez la posture au moins 2 minutes.

Torsion allongée

- Allongez-vous sur le dos, les bras en croix et les jambes fléchies, les pieds posés au sol.
- Laissez tomber les genoux à gauche et tournez la tête à droite, en gardant les épaules bien plaquées au sol. Tenez la posture pendant 30 secondes en respirant profondément. 2
- Revenez en position de départ, puis laissez tomber les genoux à droite en tournant la tête à gauche. Répétez l'exercice au moins trois fois de chaque côté.

Bercement

- Allongez-vous sur le dos, les jambes fléchies, les genoux repliés contre la poitrine. Entourez les genoux avec les bras et fermes les yeux. 3
- Balancez-vous doucement de gauche à droite, aussi longtemps que c'est agréable pour vous.

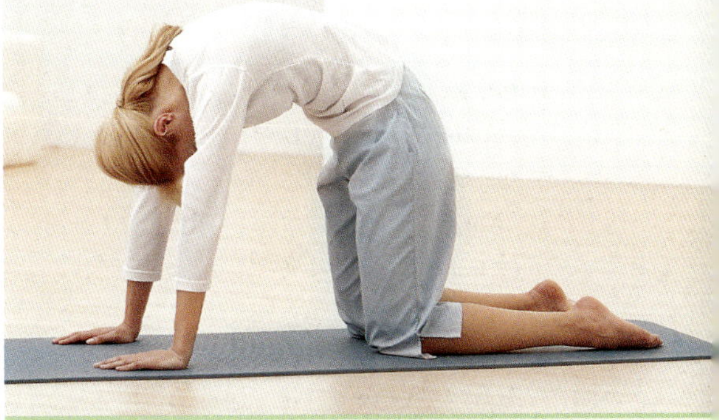

1 Tenez la posture 2 minutes.

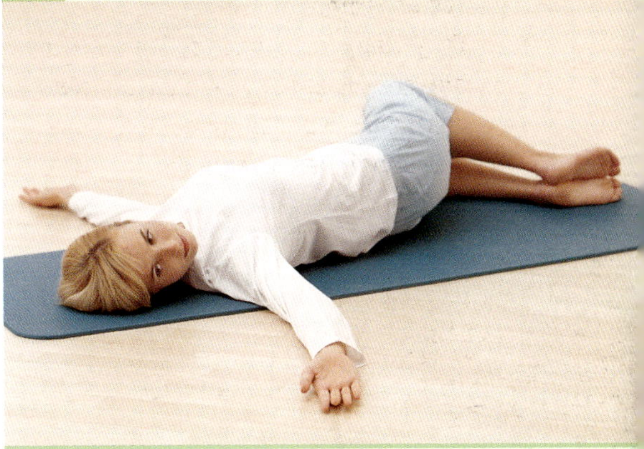

2 3 fois de chaque côté, 30 secondes.

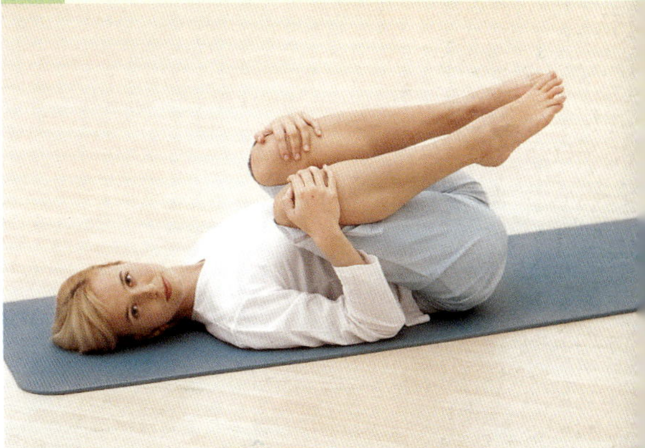

3

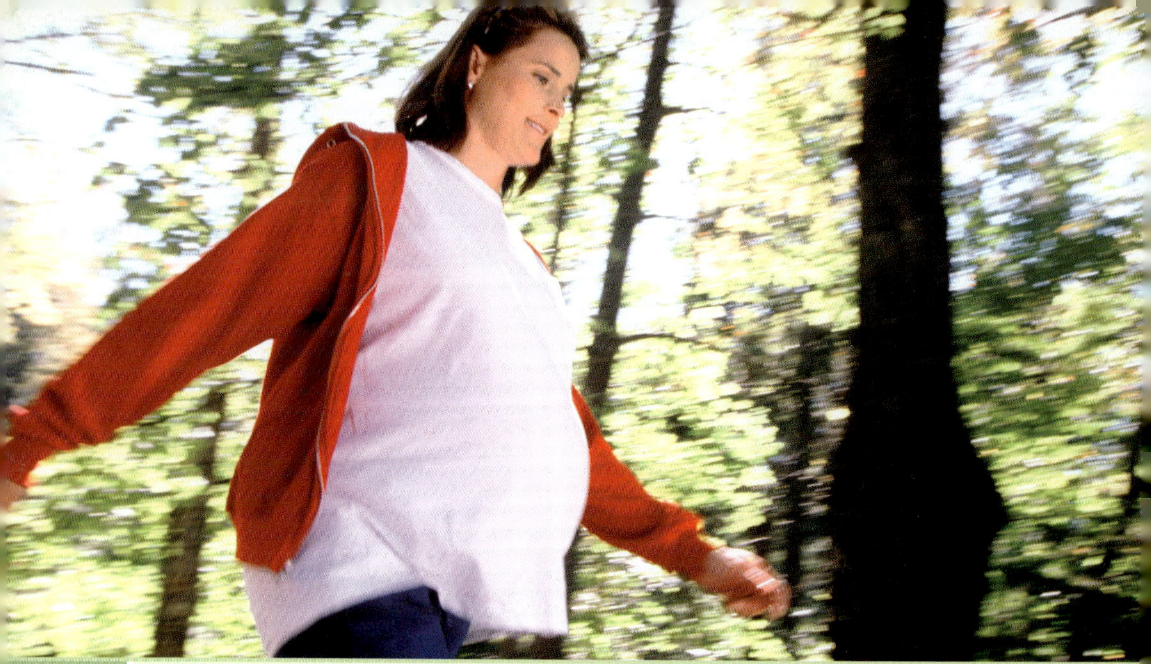

Marcher avec bébé

Que le bébé soit encore dans votre ventre ou déjà dans sa poussette, il n'existe (pratiquement) aucune raison pour que les (futures) mamans renoncent à la pratique de la marche rapide. En effet, ce sport doux est parfaitement adapté à cette période de la vie et convient aussi très bien à l'enfant à naître.

Si vous la pratiquez enceinte, la marche rapide vous aidera à garder la forme et à bien vous préparer pour la naissance. En effet, un corps entraîné supporte mieux les changements et tracas liés à la grossesse et à l'accouchement. Ensuite, après la naissance, les femmes qui font de l'exercice se remettent plus vite et reperdent plus rapidement du poids. De fait, la marche rapide aide les jeunes mamans à retrouver en douceur leur forme antérieure.

Il est cependant essentiel de ne pas forcer, que ce soit pendant la grossesse ou après la naissance, et de toujours pratiquer en aérobie, c'est-à-dire en utilisant une bonne quantité d'oxygène. Ayez toujours en tête que vous cherchez avant tout à vous faire du bien, pas à réaliser un exploit sur le plan sportif.

Marcher pendant la grossesse

Si votre grossesse se déroule sans complication, vous pouvez sans problème commencer, ou poursuivre, la pratique de la marche rapide. Veillez toutefois à respecter un rythme modéré, en aérobie, c'est-à-dire avec un excédent d'oxygène. En d'autres termes, marchez sans forcer, de façon à pouvoir bavarder avec un partenaire sans vous essouffler.

N'oubliez pas de mettre l'accent sur le bien-être, pas sur la performance sportive. Enfin, avant de vous lancer, demandez obligatoirement l'avis de votre gynécologue si vous présentez l'une des complications suivantes :

- Maladie cardiovasculaire ;
- Infection ;
- Douleurs dans le bas-ventre ou la cage thoracique ;
- Plusieurs fausses couches ou naissances prématurées antérieures ;
- Problèmes sérieux au cours des grossesses antérieures ;
- Contractions prématurées ;
- Saignements ;
- Col ouvert ou raccourci prématurément ;
- Développement fœtal inférieur à la normale ;
- Vertiges, maux de tête, malaise général ;
- Rétention d'eau dans les tissus (œdème).

Objectifs de la marche rapide pendant la grossesse

La marche rapide permet d'éviter les problèmes typiques de la grossesse, comme : mal de dos, varices, caillots ou phlébites, ou encore vergetures. Cette pratique sportive améliore la circulation sanguine dans tout l'organisme, ce qui assure une oxygénation optimale de la mère et de l'enfant. En outre, une femme enceinte qui fait de l'exercice prend généralement moins de poids, et son accouchement est souvent plus simple. En pratiquant ce sport, vous faites également du bien à votre bébé, car si vous êtes vous-même en forme et en bonne santé, il a de meilleures chances de se développer. Enfin, le doux balancement provoqué par la marche rapide stimule les organes sensoriels du fœtus.

ÉVITER LA STATION ALLONGÉE SUR LE DOS À PARTIR DU 5e MOIS

IMPORTANT !

Dans quelques cas très rares, il arrive qu'en grossissant, l'utérus appuie sur la veine cave, réduisant ainsi le flux sanguin vers le cœur. Le bébé est alors sous-oxygéné. Pour éviter ce problème, allongez-vous plutôt sur le côté gauche pendant votre grossesse.

Programme d'entraînement pour les femmes enceintes

Vous trouverez dans le tableau ci-dessous des indications en terme de fréquence cardiaque et de temps d'entraînement. Veillez tout particulièrement à ne pas forcer. Lorsque vous êtes fatiguée ou essoufflée, ou encore si vous avez trop chaud, vous courez le risque de ne pas apporter suffisamment d'oxygène à votre bébé. Faites impérativement des pauses régulières et diminuez l'intensité de votre entraînement dès que vous ne vous sentez pas bien. Pratiquez uniquement en aérobie, avec une fréquence cardiaque ne dépassant pas 75 % de votre pouls maximal (voir tableau page 49). Deux règles d'or : mieux vaut marcher lentement plus longtemps que vite sur une courte distance. Laissez passer au moins une journée entre deux séances.

Échauffement

Pendant la grossesse, ces deux phases sont tout particulièrement importantes, et ce pour au moins trois raisons : chez la femme enceinte, le flux sanguin augmente, l'eau a tendance à stagner dans ses tissus, tandis que le cœur est obligé de travailler plus. La phase d'échauffement (5 minutes de marche) est bénéfique non seulement pour l'appareil cardiovasculaire, mais aussi pour les muscles, les ligaments et les tendons, lesquels sont davantage sollicités pendant la grossesse

INFO

PROGRAMME D'ENTRAÎNEMENT POUR LES FEMMES ENCEINTES*

	1er au 4e mois	5e au 7e mois	8e et 9e mois
Pouls optimal d'entraînement ** (en pourcentage du pouls maximal***)	D : 60–65 % A : 60–70 %	D : 60–70 % A : 60–75 %	D : 60–65 % A : 60–70 %
Durée de la phase de marche rapide sur terrain plat (en minutes, d'un bon pas)	D : 10–20 min. A : 20–30 min.	D : 15–25 min. A : 30–45 min	D : 5–10 min. A : 10–20 min.
Phase de retour au calme	5 min de musculation 5 min d'étirement	5 min de musculation 5 min d'étirement	5 min d'étirement
Durée totale de la séance	D : 25–35 min. A : 35–45 min.	D : 30–40 min. A : 45–60 min.	D : 15–20 min. A : 20–30 min.
Nombre de séances hebdomadaires	2	2–3	2

* En fonction du mois de grossesse – ** D = débutantes, A = avancées
*** Le pouls maximal d'entraînement est égal à 220 – âge de la personne.

en raison de la prise de poids et de l'assouplissement tissulaire d'origine hormonale. Un échauffement et des étirements en douceur permettent une meilleure irrigation des muscles, des ligaments et des tendons, ce qui les rend plus résistants (voir à partir de la page 31).

Quelques exercices de musculation adaptés

Comme la phase d'échauffement préalable, la phase finale de retour au calme est absolument indispensable à chaque séance, car elle accélère les processus de régénération des parties du corps sollicitées. L'idéal est de terminer la séance de marche rapide par un peu de gymnastique. En effet, les kilos supplémentaires pris au cours de la grossesse, essentiellement concentrés dans la région du ventre, soumettent les muscles et la colonne vertébrale à des sollicitations beaucoup plus fortes. Quelques exercices vont vous permettre de renforcer cette musculature et de soulager votre colonne vertébrale. Ainsi, votre résistance physique s'accroît-elle tandis que vous évitez certaines douleurs, le mal de dos notamment.

Parmi les exercices les plus adaptés, citons qui font travailler :

- le haut du dos (page 99) ;
- les biceps (page 102) ;
- les triceps (page 103)
- et la taille (page 99).

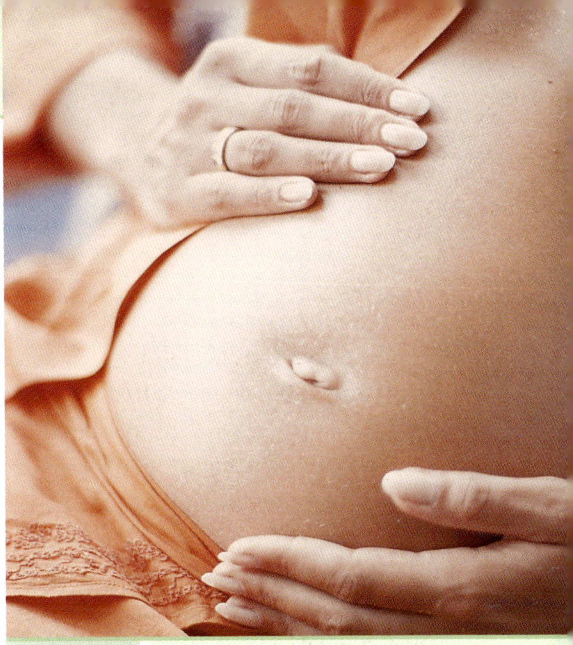

Que ce soit avant ou après la naissance, un bébé n'est pas un obstacle à la marche rapide.

Très important : pour les exercices pour les triceps et la taille, cessez d'utiliser des haltères à partir du 4e mois.

Par ailleurs, effectuez toujours ces exercices juste après la marche, avant de vous refroidir.

Pour compléter votre entraînement, vous pouvez choisir certains exercices à faire en plein air, à partir de la station debout. Vous pouvez ensuite poursuivre à la maison avec quelques exercices en position allongée que vous découvrirez dans le cadre d'un cours de préparation à l'accouchement.

Lorsque vous êtes enceinte, ne travaillez pas vos grands droits, car cela accentuerait votre diastase rectale (l'ouverture de vos grands droits). En revanche, il est judicieux (et absolument sans danger) de renforcer vos obliques pendant les deux premiers trimestres de la grossesse.

Respirez régulièrement et profondément

Seule une respiration profonde abdominale c'est-à-dire qui ne fait pas seulement intervenir la cage thoracique, mais au cours de laquelle le ventre aussi se soulève et s'abaisse, assure une oxygénation suffisante pour un entraînement en aérobie. Veillez à ce que l'expir soit au moins aussi long que l'inspir, car ceci permet de vider complètement les poumons et d'éviter les points de côté.

Buvez suffisamment

Parallèlement, il est essentiel pendant la grossesse d'apporter à l'organisme une quantité suffisante de liquide pour alimenter les échanges entre liquide amniotique et utérus, ainsi que pour pallier l'accroissement du flux sanguin. L'idéal est de boire avant d'avoir soif. Pour compenser la déperdition de liquide (déshydratation) liée à la pratique de la marche rapide, buvez de préférence de l'eau, un mélange d'eau et de jus de fruit ou encore des tisanes.

Adaptez votre pratique

La résistance de la femme enceinte varie beaucoup au cours des trois trimestres de grossesse. Le deuxième étant le moins éprouvant, vous pourrez pendant cette période reprendre sans problème ou presque votre entraînement habituel. Pendant les trois premiers mois de grossesse en revanche, de nombreuses femmes sont en proie à des nausées, à des vomissements, à une grande fatigue, voire à des

CONSEIL

AVEZ-VOUS BESOIN D'UNE CEINTURE DE GROSSESSE ?

La ceinture de grossesse (en vente dans les magasins d'article de puériculture et autres boutiques spécialisées) protège votre ventre qui ne cesse de grossir et de s'alourdir. Aussi le port d'une ceinture de ce type peut-il être très agréable pour pratiquer la marche rapide. Pendant la grossesse, cette ceinture permet aussi d'éviter les douleurs au niveau du dos et des reins, tandis qu'après l'accouchement, elle facilite le retour à la normale.

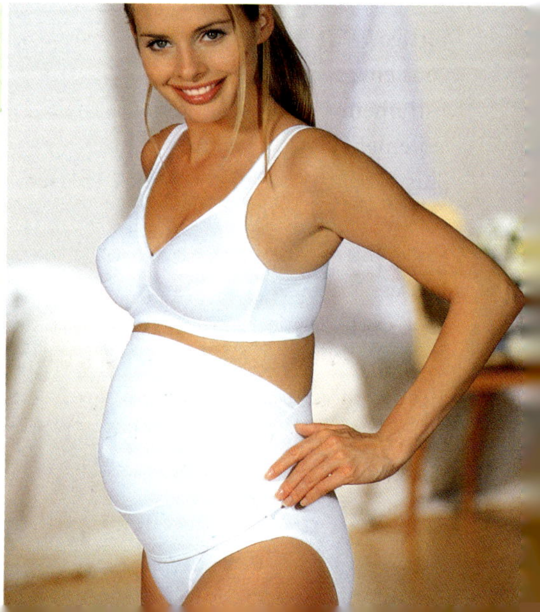

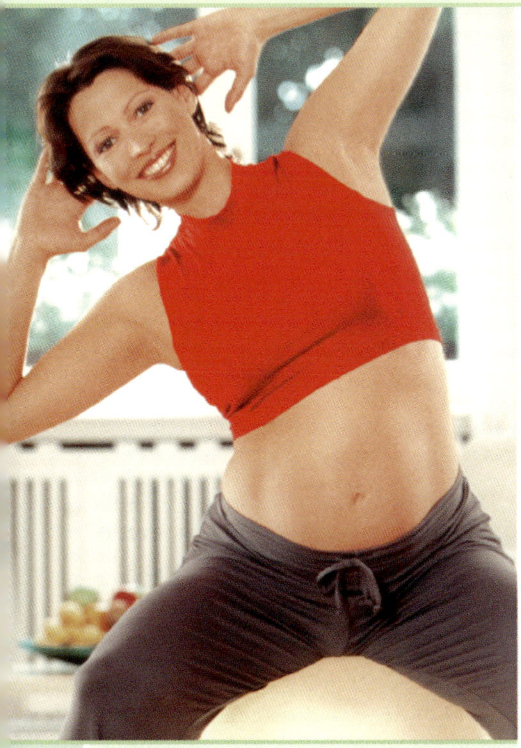

Il n'y a aucune contre-indication à pratiquer la gymnastique douce pendant la grossesse.

vertiges. Prêtez attention aux signaux que vous envoie votre corps et adaptez votre entraînement en conséquence. Marchez lentement et commencez par des trajets plus courts. Ainsi, en pratiquant en plein air une version douce de la marche rapide, vous pourrez peut-être même réduire nausées et fatigue.
Pendant le dernier trimestre enfin, vous devez adapter votre entraînement à l'ampleur d'un ventre de plus en plus gros. En procédant ainsi, vous pouvez tout à fait pratiquer la marche rapide jusqu'à l'accouchement, dans la mesure où vous vous sentez bien en le faisant. Au cours de cette période, il est conseillé, encore plus vivement que jamais, de compléter la séance de marche par des exercices de relaxation.

Marcher après la naissance

La grossesse, puis la naissance, mettent le corps d'une femme à si rude épreuve que pendant les huit semaines qui suivent, il convient avant tout de vous reposer.
Dans le cas d'un accouchement spontané sans complication, vous pouvez cependant reprendre au bout de six semaines la pratique de la marche rapide, mais en douceur. Si en revanche vous avez eu des problèmes en cours de grossesse ou pour la naissance, si vous avez dû subir une césarienne par exemple, consultez impérativement votre gynécologue avant de reprendre toute activité physique.

Objectifs de la marche rapide après la naissance

Après un accouchement, la pratique de la marche rapide aide à retrouver la forme et la silhouette que vous aviez avant la grossesse, mais aussi à stimuler votre système cardiovasculaire et à raffermir vos tissus. Elle constitue en outre une merveilleuse occasion de vous détendre et de retrouver un équilibre dans le tumulte de la vie quotidienne. Vous faites quelque chose pour vous, ainsi que pour votre bébé si vous l'emmenez avec vous. Goûtez le calme que vous procure cet exercice physique en plein air.

Programme d'entraînement pour jeunes mamans

Après la naissance, reprenez l'entraînement seulement lorsque vous vous sentez à nouveau à peu près en forme et que votre plancher pelvien est raffermi. Deux tests vous permettront d'être rassurée sur ce dernier point : vous pouvez retenir vos urines, et lorsque vous éternuez, vous pouvez contracter vos sphincters.
De façon générale, les consignes sont à peu près les mêmes que pendant la grossesse (voir à partir de la page 113). Reportez-vous également au tableau ci-dessous, et veillez à toujours vous sentir bien pendant la séance, à ne jamais forcer. Une fois de plus, souvenez-vous que ce n'est pas la performance physique qui compte.

Marche rapide et allaitement

Pour pouvoir allaiter votre bébé, vous devez absorber une quantité suffisante de calories et ne pas perdre vos kilos trop vite. Vous ne devez en aucun cas maigrir au point que pendant la période d'allaitement, votre poids soit inférieur à celui que vous aviez en début de grossesse. Sinon, votre organisme libérerait des toxines stockées dans ses réserves de graisse, et votre bébé les absorberait via le lait maternel. Si votre enfant ne grossit

INFO

PROGRAMME D'ENTRAÎNEMENT POUR LES JEUNES MAMANS*

	à partir de la 6e sem.	3e mois	à partir du 4e mo
Pouls optimal d'entraînement ** (en pourcentage du pouls maximal***)	D : 60 % A : 60 %	D : 60–65 % A : 60–70 %	D : 60–75 % A : 70–75 %
Durée de la phase de marche rapide sur terrain plat (en minutes, d'un bon pas)	D : 5–10 min. A : 10–15 min.	D : 10–20 min. A : 20–30 min.	D : 15–30 min. A : 30–45 min.
Phase de retour au calme	5 min de musculation 5 min d'étirement	5 min de musculation 5 min d'étirement	5 min d'étirement
Durée totale de la séance	D : 15–20 min. A : 20–25 min.	D : 25–35 min. A : 35–45 min.	D : 30–45 min. A : 45–60 min.
Nombre de séances hebdomadaires	1	2	2–3

* En fonction du nombre de mois après la naissance – ** D = débutantes, A = avancées
*** Le pouls maximal d'entraînement est égal à 220 – âge de la personne.

pas assez, cela signifie peut-être que votre entraînement est trop intensif et que vous brûlez trop de calories avec vos séances de marche rapide.
Veillez à toujours marcher en aérobie sous peine d'un excédent de lactate dans l'organisme. Certes, cela n'est pas nocif pour votre bébé, mais il se peut que la présence de ce sel de l'acide lactique l'amène à ne plus aimer votre lait.
Allaitez si possible avant de partir marcher. Sachez toutefois que le taux de lactate dans le lait s'est à nouveau normalisé une heure environ après l'entraînement. Si votre bébé tête plus souvent, prélevez, au cas où, un peu de lait au tire-lait avant votre séance.
Allaiter avant de marcher présente en outre l'avantage de vider vos seins, de sorte que vous avez l'impression d'avoir une poitrine plus légère et ne ressentez aucune tension dans les seins pendant l'entraînement.

Exercices de gymnastique complémentaires

Après l'accouchement, la gymnastique a avant tout pour but de renforcer votre plancher pelvien. Vous pouvez également effectuer les exercices que vous faisiez pendant la grossesse (voir à partir de la page 113). Quoi qu'il en soit, ne commencez pas à muscler le périnée et les obliques avant la quatrième semaine qui suit la naissance. Quant aux grands droits, vous devez absolument attendre le quatrième mois après l'accouchement pour les faire travailler, car sinon vous risqueriez d'accroître la diastase rectale.
Ne soyez pas impatiente : votre corps s'est transformé progressivement pendant neuf mois, il lui faut à peu près autant de temps pour se remettre de cette expérience.

Marcher avec bébé

Vous pouvez emmener votre nouveau-né avec vous pendant vos séances de marche rapide. Installez-le dans une poussette ou landau adapté pendant que vous pratiquez une forme douce d'échauffement. Marchez d'un bon pas, pendant au moins 15 à 20 minutes.

La poussette adéquate

Lorsque votre bébé atteint l'âge de 8 ou 9 mois, et qu'il tient assis, vous pouvez sans problème marcher avec lui, à condition de l'installer dans une poussette adéquate. Même si les secousses sont moindres avec la marche rapide qu'avec la course de fond, l'idéal est d'opter pour une pous-

ATTENTION DANGER !

Pendant quelques semaines encore après l'accouchement, vos ligaments, tendons et articulations sont très souples, très élastiques. Attention donc au risque d'entorse, particulièrement élevé.

IMPORTANT !

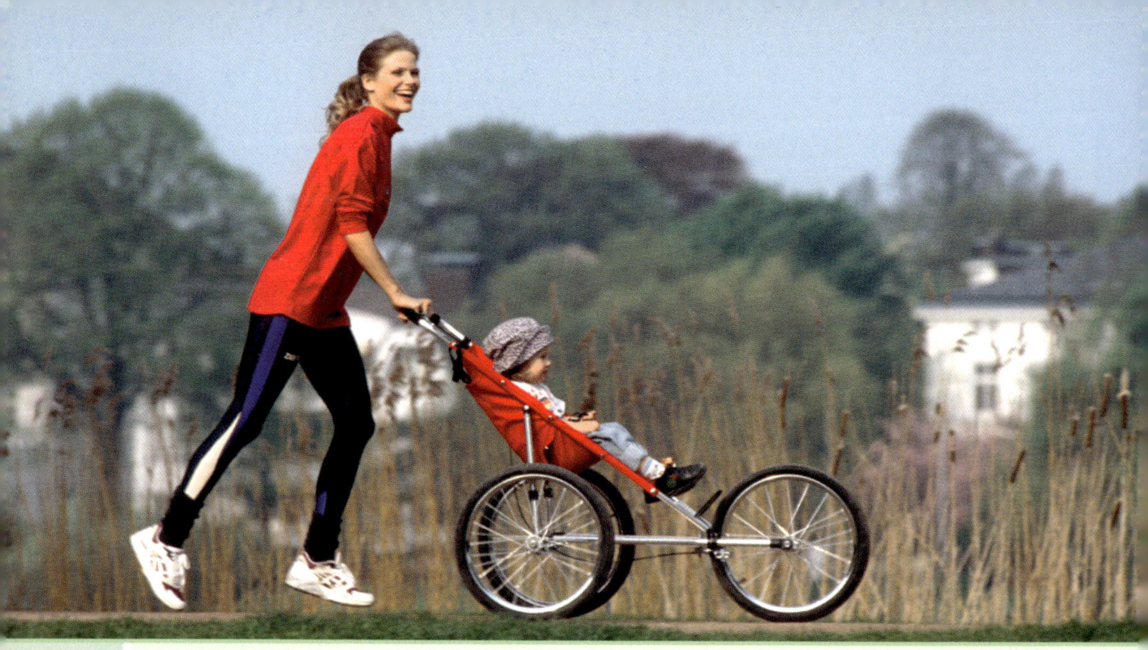

À condition d'avoir une poussette de jogging adéquate, il est très sympa de pratiquer la marche rapide avec son béb

sette de jogging. Lors de cet achat, vérifiez les points suivants :

- C'est la sécurité de l'enfant qui prime. Pour ce faire, assurez-vous que la poussette est équipée d'un harnais à cinq points d'ancrage, de protections latérales hautes et solides et d'un frein à main en bon état de marche. Par ailleurs, enduisez votre bébé d'une bonne couche de crème solaire (indice de protection 30 au minimum). Enfin, si vous marchez de nuit, munissez également bébé et son véhicule de bons réflecteurs.
- Il est plus agréable de marcher dans la nature, en forêt ou à travers champs. Choisissez donc une poussette équipée de grosses roues bien larges, à pneus antidérapants gonflables (ou munis d'une chambre à air qui ne se gonfle pas) pour pouvoir emmener bébé également dans vos balades tout terrain. Ces modèles s'adaptent aux terrains accidentés ainsi qu'au poids de l'enfant. Dernier point : lorsque vous achetez la poussette, essayez-la pour vérifier que vous ne heurtez pas l'essieu des deux roues arrière avec la pointe du pied.
- Plus la suspension est de bonne qualité, plus l'entraînement sera agréable pour l'enfant, même sur terrain irrégulier.
- Si des personnes de taille différente sont susceptibles d'utiliser la poussette, la hauteur du guidon doit être réglable. Une sangle de poignet permet enfin au marcheur d'avoir toujours la poussette bien en main, même en montée.
- Enfin, n'oubliez pas la protection contre la pluie.

Pour aller plus loin

Chez le même éditeur

- **Hederer M.**, *Courir pour maigrir.*
- **Rüdiger M.**, *La Marche rapide : Power walking.*
- **Fishpool S.**, *Initiation et pratique de la course de fond.*
- **Meakin J.**, *Initiation et pratique de la marche rapide.*
- **Collectif**, *Courir : débuter.*
- **Collectif**, *Courir plus vite.*
- **Schmidt M. R., Helmkamp A., Mack N., Winski N.**, *Marche nordique.*

Adresses utiles

Fédération Française de Marche Nordique
http://www.nordicwalking.com.fr/
8 rue Georges Bizet
94510 La queue en brie

Fédération Suisse de Marche Nordique
http://www.marchenordique.ch/

Fédération Belge de Marche Nordique
http://www.marche-nordique.be/

Fédération Québécoise de Marche Nordique
http://www.marchenordique.ca/

Index

S

T

V

W

Y

Index des exercices complémentaires

Avertissement

Les conseils, informations et enseignements contenus dans le présent ouvrage sont le fruit de l'expérience de l'auteur, et ils ont tous été soigneusement mis en pratique et vérifiés. Toutefois, toute forme d'exercice présente certains risques. L'auteur et l'éditeur avertissent qu'il appartient au lecteur de prendre ses responsabilités en matière de sécurité et de connaissance de ses limites. Avant de commencer les programmes et exercices de cet ouvrage, veillez à ce que votre équipement soit en bon état, et ne prenez aucun risque qui relèverait d'un niveau d'expérience, d'aptitude, d'entraînement ou de forme physique supérieurs aux vôtres. Comme pour toute forme d'exercice, il est conseillé d'avoir l'aval de son médecin avant de commencer.

Crédits iconographiques

Photographies : Peter von Felbert (p. 11, 128) ; Leonard Lenz (photos d'extérieur) ; Marcel Weber (photos d'intérieur).
Sauf :
Baby Waltz : p. 116.
Corbis : p. 44, 112.
Excel : p. 78.
GU : p. 64 (B. Büchner) ; 2 gauche, 6, 62 (A. Hosch) ; 30, 3e de couverture (M. JahreiB) ; 115 (A. Peisl) ; 86 (T. Roth) ; 43, 68, 69 (R. Schmitz) ; 54 (M. Wagenhan).
Jump : p. 4, 15 (M. Sandkühler) ; 70, 117, 120 (K. Vey).
Zefa : p. 61.

Illustrations :
Detlef Seidensticker

Remerciements

L'éditeur tient à remercier la société ASICS Allemagne qui a mis à sa disposition ses photographies de chaussures et de tenues de sport.

Traduit de l'allemand
par Ghislaine Tamisier

Principe de maquette :
independent Medien Design, Claudia Fillmann
Adaptation et mise en page :
Les PAOistes
Couverture : Sylvie Milliet

23, rue de l'École de médecine,
75006 Paris
ISBN : 978-2-7114-1940-1
Dépôt légal : mars 2008

Achevé d'imprimer par Chirat en France.

Dans la collection Énergie & Sérénité

1 livre + 1 CD pour bénéficier des cours d'un professeur à domicile !

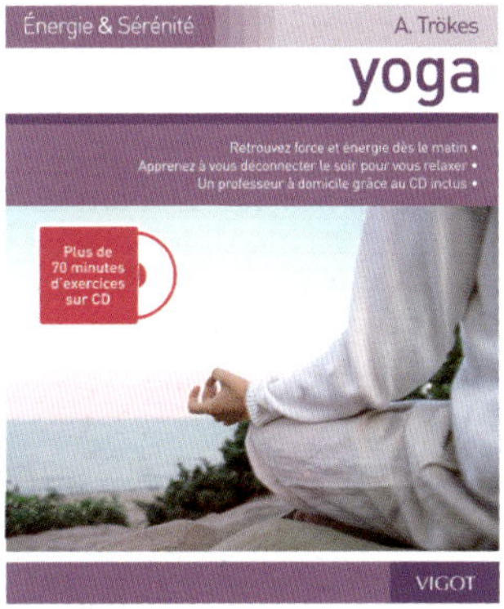

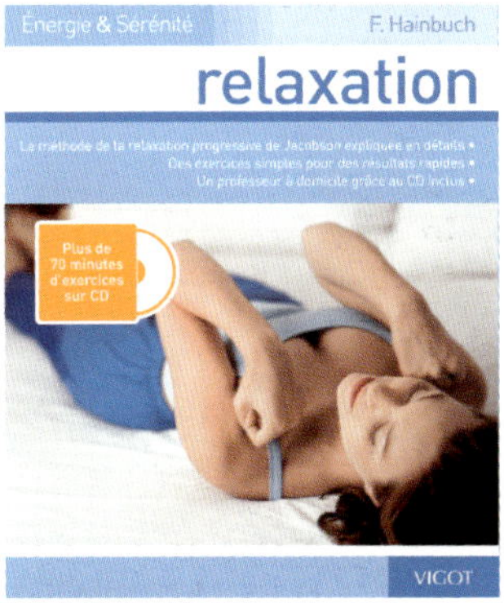

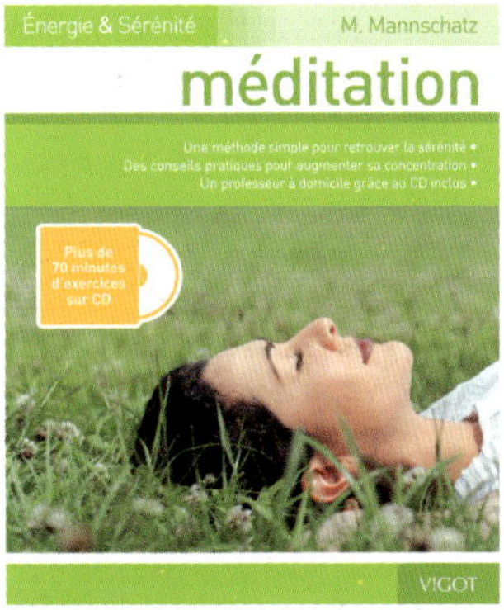

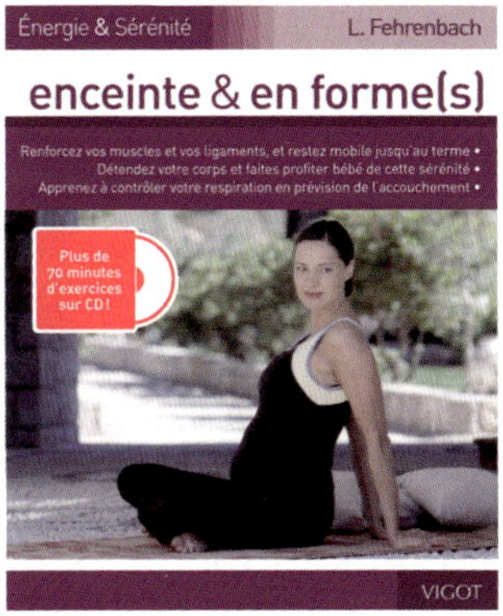

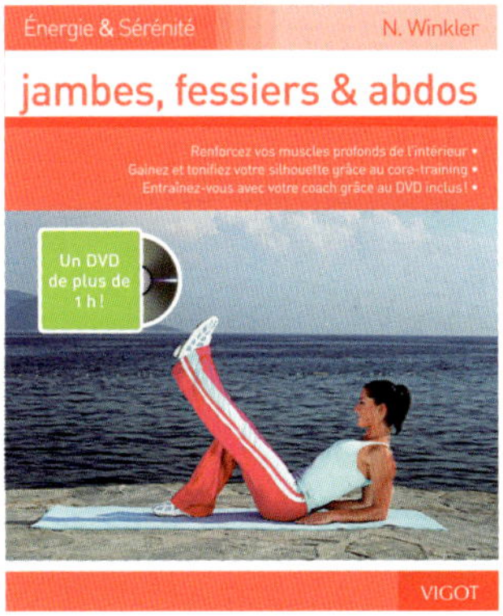

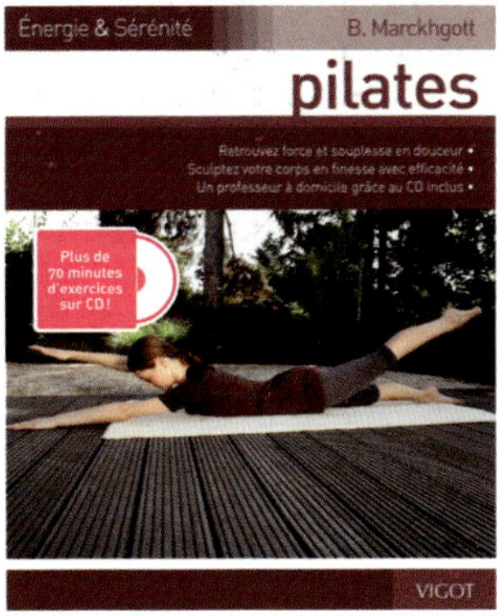

Pour retrouver votre énergie et cultiver votre sérénité, vous trouverez dans ces ouvrages :

- Les principes de base — expliqués simplement et sans détours.
- La description des exercices — précise et détaillée.
- Un professeur particulier sur le CD audio — très motivant.

VIGOT

L'essentiel en un clin d'œil

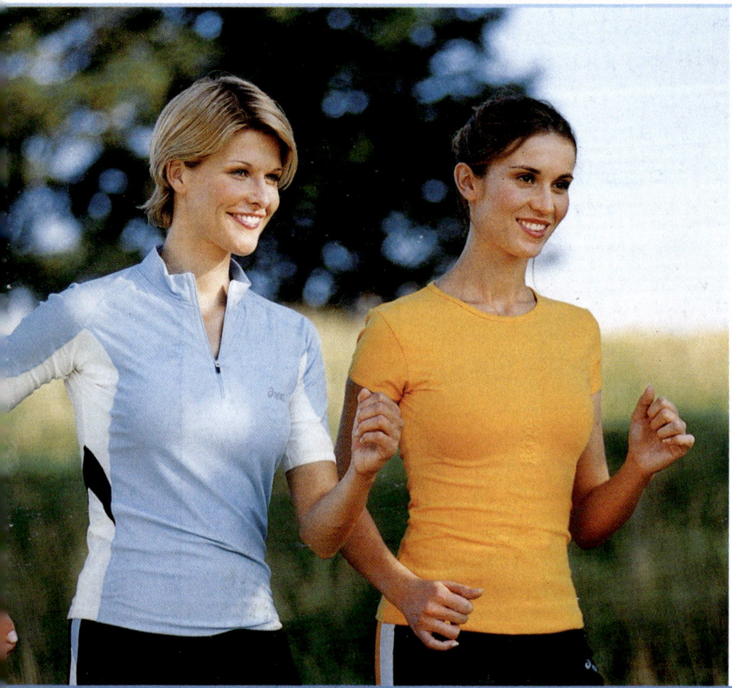

LUTTER CONTRE LE STRESS

Pratiquée dans la nature, la marche rapide aide à oublier le stress et les problèmes de la vie quotidienne et professionnelle. Enfin, la pratique de ce sport entraîne la sécrétion de quantités importantes d'endorphines et d'ACTH (l'hormone de la créativité), et augmente, comme toute activité de plein air, la capacité de concentration et la vigilance de façon significative.

BRÛLER LES GRAISSES

Avec la marche rapide, les kilos superflus fondent comme neige au soleil ! En effet, même en marchant à un rythme modéré, le corps brûle beaucoup de calories. Pour un effet maximal, pratiquez régulièrement. Parallèlement, le métabolisme global de l'organisme augmente avec la pratique de cette activité. Résultat : vous consommez davantage d'énergie, et pas seulement pendant votre séance de marche, mais tout au long de la journée.

CHAUSSURES ET TENUE

Marchez uniquement avec des chaussures conçues à cet effet, et qui vous vont bien. Comme vous travaillez toujours avec le pied, elles sont gages d'un mouvement optimal. Un bon système amortisseur est par ailleurs essentiel pour protéger vos ligaments et vos articulations. Pour ce qui est de la tenue, choisissez des vêtements en fibres fonctionnelles. Ces matériaux « respirants » font office de régulateurs thermiques : en facilitant l'élimination de la sueur, ils évitent la sensation de froid liée à la condensation et maintiennent la peau au sec et à une température agréable.